KNAUR
MENSSANA

Dr. med. Judith Bildau

Body
in Balance

Hormone verstehen und
unerklärliche Beschwerden loswerden

KNAUR
MENSSANA

Besuchen Sie uns im Internet:
www.mens-sana.de

MIX
Papier | Fördert gute Waldnutzung
FSC® C083411

Originalausgabe Oktober 2025

Ein Imprint der Verlagsgruppe
Droemer Knaur GmbH & Co. KG
Landsberger Straße 346, 80687 München

Redaktion: Nina Schnackenbeck
Covergestaltung: buxdesign | Lisa Höfner
Coverabbildung: Sabina Radtke
Illustrationen von dieKLEINERT.de/Ivonne Schreiber
Satz und Layout: Adobe InDesign im Verlag
Druck und Bindung: CPI books GmbH, Leck
ISBN 978-3-426-56547-6

Kontaktadresse nach EU-Produktsicherheitsverordnung:
produktsicherheit@droemer-knaur.de

2 4 6 5 3

Für Leni, Rosa & Pippa

Inhalt

Einleitung

»Frauengesundheit darf kein Nischenthema mehr sein!«, postete ich vor einigen Monaten, zugegebenermaßen etwas blauäugig, in einem sozialen Netzwerk. Unter der Überschrift nannte ich sehr prägnante Zahlen, die zeigten, dass Frauen in der Medizin systematisch »übersehen« werden. Nicht gerechnet habe ich mich mit den teils verständnislosen, teils genervten Kommentaren unter meinem Text. Was das denn genau heißen solle? Ich würde doch nicht allen Ernstes behaupten wollen, dass Frauen bei Ärzten und Ärztinnen oder im Krankenhaus nicht ausreichend Aufmerksamkeit bekämen! Außerdem gäbe es ja unzählige Zeitschriften und Bücher, in denen medizinische Themen rund um das Frausein immer wieder durchgekaut würden. Mein Feminismus in allen Ehren, aber dass Frauengesundheit ein Nischenthema sei, das wäre nun doch ziemlich übertrieben!

Ich gebe zu, diese ahnungslosen Aussagen haben mich ziemlich überrascht. Je länger ich im Anschluss darüber nachgedacht habe, desto klarer wurde es mir allerdings: Dass Frauen in der Medizin seit Jahrhunderten benachteiligt werden, ist deshalb so schwer vorstellbar, weil es schlicht und ergreifend völlig abwegig erscheint. In Deutschland leben, Stand 2023, ungefähr 42,9 Millionen Frauen und 41,8 Millionen Männer.[1] Dass ein mehr als die Hälfte zählender Bevölkerungsanteil in einem so wichtigen Bereich wie der Medizin in großen Teilen nicht gesehen und nicht adäquat behandelt wird, ist einfach unvorstellbar. Daran ändert auch die Tatsache nichts, dass der Begriff »Gender Health Gap« medial immer mal wieder auftaucht und sich, beinahe unbemerkt, in die Reihe der Geschlechterungerechtigkeiten zwischen »Gender Pay Gap«, »Gender Care Gap« und »Gender Time Gap« begibt.

Nun möchte man möglicherweise meinen, dass die verwunderten und ablehnenden Kommentare hauptsächlich von männlichen Followern kamen. Aus der männlichen Sicht sind ja durchaus so einige der oben genannten Ungerechtigkeiten zwischen den Geschlechtern nicht nachvollziehbar. Hier muss ich leider enttäuschen: Es waren mindestens so viele Frauen wie Männer, die das Thema Frauengesundheit nicht als Nischenthema betrachteten und deshalb auch nicht anstrebten, es – endlich – in den Fokus zu stellen. In einem persönlichen Austausch wurden mir schließlich die Reaktionen auf meinen Post klarer. Während Männer meist tatsächlich *nicht* der Meinung waren, dass wir nicht nur medizinisch, sondern auch gesellschaftlich mehr über Wochenbettdepressionen, PMS und die Wechseljahre sprechen müssten, so waren die Aussagen der Frauen eher von einer Furcht geleitet. Der Furcht, weiter als das »schwache« Geschlecht zu gelten (oder dieses Vorurteil gar zu verstärken!), als psychisch instabil und nicht belastbar und unter anderem für den Arbeitsmarkt (noch) unattraktiver zu werden, wenn laut über frauenspezifische Beschwerden gesprochen werden würde.

Eine bittere Erkenntnis für mich war (und ist es nach wie vor), dass die besorgten Frauen durchaus richtigliegen: Beschwerden bei Frauen werden nach wie vor als Schwäche, ja gar als Hysterie angesehen. So zeigt eine aktuelle Studie, dass Frauen nicht nur deutlich länger in der Notaufnahme warten müssen, bis sie medizinische Hilfe bekommen, sondern auch, dass sie dort seltener Schmerzmittel erhalten als Männer.[2]

Glauben wir also mitunter, gesellschaftlich schon sehr weit fortgeschritten zu sein mit der Gleichberechtigung der

Geschlechter, so fürchten sich Frauen nach wie vor davor, für ein Grundrecht, nämlich medizinisch gesehen zu werden, einzustehen. Und haben damit recht.

Doch welche Zahlen waren das eigentlich, die ich in dem besagten Post genannt habe? Nun, den Anfang machten die 10 bis 15 Prozent aller Frauen, die nach der Geburt an einer Wochenbettdepression erkranken.[3] Nein, das ist kein einfacher »Babyblues«, sondern ein ernst zu nehmendes Krankheitsbild, das zu einem großen Teil weder erkannt noch adäquat behandelt wird. Stattdessen erfahren die Wöchnerinnen eine regelrechte Stigmatisierung: Haben diese Frauen denn gar keine Muttergefühle? Wie kann es sein, dass sie ein gesundes Kind zur Welt gebracht haben und dennoch nicht über alle Maßen glücklich sind? Einfach undankbar!

Weiter ging es mit den 8 bis 15 Prozent aller fertilen Frauen, die unter einer Endometriose leiden.[4] Es ist davon auszugehen, dass die Dunkelziffer deutlich höher ist, da es sich hierbei um eine Erkrankung handelt, die völlig unterdiagnostiziert ist (und nebenbei der häufigste Grund für die weibliche Unfruchtbarkeit). Warum? Weil es bislang schlicht und ergreifend außer einer Operation mit Vollnarkose keine Möglichkeit der sicheren Diagnose gibt. Ausreichende Forschung zur Entstehung, Erkennung und Therapie? Fehlanzeige! Stattdessen wird Frauen seit jeher erzählt, dass Menstruationsbeschwerden eben normal seien und sie sich doch bitte nicht so anstellen sollten.

Ich erwähnte außerdem die 20 bis 40 Prozent aller Menstruierenden, die unter einem prämenstruellen Syndrom, kurz PMS, leiden.[5] Kurz vor der Menstruation (bei manchen Frauen auch in der gesamten zweiten Zyklushälfte) fühlen sich die Betroffenen körperlich und seelisch krank. Sie leiden unter Wassereinlagerungen, Krämpfen,

Kopfschmerzen, Brustspannen, Schlafstörungen, depressiven Verstimmungen und vielen weiteren Symptomen, die die Lebensqualität erheblich einschränken. Überwiegt die psychische Komponente, spricht man übrigens von einem PMDS, einem prämenstruellen dysphorischen Syndrom. Sowohl PMS als auch PMDS sind theoretisch anerkannte Krankheitsbilder. Blöd nur, dass es auch hierzu, außer Theorien, bislang kein sicheres Wissen über die Ursachen gibt und demzufolge auch keine gezielten Therapiemöglichkeiten. In der medizinischen Forschungswelt spielen sie keine große Rolle. Geht es Frauen im besagten Zeitraum schlecht, erhalten sie statt Verständnis und Empathie oftmals noch abfällige Kommentare. »Na, kriegst du wieder deine Tage oder warum bist du so mies drauf?« ist hier vermutlich noch eine der nettesten Fragen, die sie gestellt bekommen.

Ich beendete den Post mit der vorsichtigen Erwähnung der Wechseljahre, also der Perimenopause. Ohne zu sehr in die Tiefe zu gehen, weil dieses Thema (die Erfahrung darf ich regelmäßig machen) sehr stark polarisiert. Mache ich auf den Leidensdruck, die schlechte medizinische Betreuung der Frauen und die dadurch bedingte Risikoerhöhung von verschiedenen Grunderkrankungen aufmerksam, wird mir wahlweise vorgeworfen, einen völlig natürlichen Prozess zu einem Krankheitsbild zu degradieren oder von der Pharmaindustrie gekauft zu sein, weil ich mitunter eine individuell angepasste Hormonersatztherapie empfehle.

Diese vier Beispiele, Wochenbettdepression, Endometriose, PMS/PMDS und Wechseljahre, erregten also so sehr die Gemüter, dass ich auch Tage später noch Nachrichten diesbezüglich beantwortete. Erstaunlich. Dabei war ich noch nicht einmal in die Vollen gegangen. Aus Gründen des Platzmangels (möglicherweise auch ein wenig aus

Selbstschutz) hatte ich nicht erwähnt, dass die allgemeine Medizin bislang stets am Beispiel des erkrankten Mannes gelehrt wurde (und zu einem großen Teil nach wie vor wird!). Weder die weibliche Anatomie noch der weibliche Stoffwechsel wurden je in die Lehre oder gar in die Forschung miteinbezogen. Die Folgen? Herzinfarkte und Schlaganfälle werden bei Frauen häufiger übersehen, weil sie mitunter völlig andere Symptome als Männer zeigen. Obwohl Frauen seltener daran erkranken, sterben sie in der Folge häufiger daran. Medikamente, die sowohl Männer als auch Frauen erhalten, wurden in der Regel hauptsächlich an männlichen Probanden getestet. Erst im Jahr 2022(!) erließ die EU ein Gesetz, das den Frauenanteil in pharmakologischen Studien regelt. Die meisten Dosierungen der Medikamente, die aktuell auf dem Markt sind, sind nicht an den weiblichen Stoffwechsel angepasst. Kein Wunder also, dass Frauen viel häufiger teilweise sogar lebensbedrohliche Nebenwirkungen haben.

Die Gründe dafür, dass Frauen in der Medizin bislang eine untergeordnete Rolle gespielt haben, sind vielfältig. Sicherlich hat der Fakt, dass Frauen weltweit erst relativ spät Humanmedizin studieren durften, einen großen Anteil daran. Die erste Frau, die in den USA an einer medizinischen Fakultät ihren Abschluss machen durfte, war Elizabeth Blackwell im Jahr 1849. In Deutschland beschloss der Bundesrat sogar erst im Jahr 1899, Frauen zum Studium der Medizin, Zahnmedizin und Pharmazie zuzulassen. Übersetzt bedeutet das: Forschung und Lehre wurden jahrhundertelang von männlichen Interessen geprägt. Nach wie vor sind universitäre Lehrstühle und Chefarzt- und -ärztinnenstellen hauptsächlich männlich besetzt (nur etwa 13 Prozent der Lehrstühle und Stellen sind weiblich besetzt!).[6] Das bedeutet im Umkehrschluss, dass immer noch hauptsächlich Männer darüber entscheiden, welche

Lehr- und Forschungsschwerpunkte gesetzt werden. Wird immer wieder betont, dass das weibliche Geschlecht aus pharmakologischen Studien vorwiegend deshalb ausgeschlossen wurde, da vor allem nach dem Contergan-Skandal, aufgedeckt in den Jahren 1961/62, eine große Sorge vor embryo-/fetotoxischen Effekten bei vorliegender Schwangerschaft der Probandinnen bestand, so erklärt dies sicherlich nicht, warum selbst in präklinischen Tierversuchen hauptsächlich männliche Tiere verwendet wurden. Längst ist bekannt, dass es hierbei vor allem darum ging, »hormonelle Verzerrungen« zu vermeiden. Klar, die Auswertung weiblicher Studienteilnehmerinnen ist natürlich durch hormonelle Einflüsse schwieriger (und teurer!).

Doch es gibt Hoffnung: Die ersten Lehrstühle für Gendermedizin sind eingerichtet. Langsam (sehr langsam!) entwickelt sich ein Bewusstsein dafür, dass Frauen eben doch keine »kleineren und leichteren Männer sind«, sondern Individuen, die in einigen Teilen komplett anders funktionieren als ihre männlichen Mitmenschen. Klar ist aber auch, dass gesellschaftlich und politisch dahingehend noch sehr viel passieren muss. Das bedeutet, dass nach wie vor Geduld gefragt ist.

Geduld ist nun aber wahrlich nicht meine Stärke. Und überhaupt: Die weibliche Geduld ist bereits viel zu lange auf die Probe gestellt worden! Veränderungen benötigen Zeit, klar, aber ich möchte Frauen dazu ermutigen, bereits jetzt, heute, ihre Möglichkeiten zu nutzen, für sich selbst etwas zu verändern. Was sie dafür brauchen, sind fundiertes Wissen, eine umfängliche Aufklärung und den Mut, für ihr körperliches und mentales Wohlbefinden einzustehen. Dieses Wissen versuche ich seit geraumer Zeit allen Frauen zur Verfügung zu stellen. Niederschwellig, für alle verständlich und geeignet, über Social Media, online, in Zeitschriften und im Fernsehen. Ich habe in einem Interview einmal gesagt, dass ich die Frauen zu Anwältinnen ihrer Gesundheit machen möchte. Das trifft es auf den Punkt. Ich wünsche mir, dass keine Frau mehr zusammenzuckt, wenn sie, wo auch immer, von geschlechtsspezifischen Ungerechtigkeiten hört oder liest, sondern es zum Anlass nimmt, egal ob im Kleinen oder Großen, sich dagegen zu wehren.

In den letzten Jahren habe ich mich, neben meiner allgemeingynäkologischen Arbeit, hauptsächlich auf den Bereich der weiblichen Hormone konzentriert. Hormone haben einen wahnsinnig großen Einfluss auf uns alle und spielen zyklusbedingt im alltäglichen Leben einer Frau eine ganz besonders große Rolle. Dennoch wissen viele Frauen gar nicht so richtig, wie ihr Zyklus eigentlich funktioniert, leiden still und heimlich unter den Schwankungen und wissen nicht, was sie tun können, um sich besser zu fühlen. Zudem scheinen viele weibliche Erkrankungen, sei es die Wochenbettdepression oder das PMS, ihren Ursprung in einer hormonellen Genese zu haben. Doch sowohl hormonelle Erkrankungen als auch hormonelle Umstellungsphasen sind in der Medizin nach wie vor ein »blinder Fleck«.

Dieses Buch, *Body in Balance,* soll mein Beitrag zur medizinisch fundierten Aufklärung von Frauen in Bezug auf ihre Hormongesundheit sein. Ich habe in den letzten Jahren unzählige Fragen diesbezüglich erhalten. Viele Fragen haben sich gedoppelt, viele waren ähnlich und haben mir dadurch gezeigt, wo der größte Wissens- und Aufklärungsbedarf besteht. Mithilfe dieser Fragen, mitten aus dem Leben gegriffen, ist dieses Buch entstanden.

Ich empfinde es als fundamental wichtig, dass Frauen verstehen, wie Hormone ihren Alltag beeinflussen, wie ihr Zyklus ihr Wohlbefinden mitbestimmt – und wie sie ihn für sich nutzen können. Ich möchte außerdem eintauchen in die wichtigsten hormonellen Umstellungsphasen im Leben einer erwachsenen Frau. Viele denken dabei sogleich an die Wechseljahre, die jedoch mitnichten das einzige »Hormonkarussell« sind, das Beschwerden verursachen kann. Unzählige Frauen spüren nämlich bereits in der Prämenopause (eine Phase, die ich lieber »in between«-Phase nenne, dazu aber später mehr – Seite 85 im Kapitel »Mitte 30 und plötzlich ›in between‹ – das Hormonkarussell dreht sich«) einen großen Leidensdruck. In meinen Wechseljahre-Beratungen höre ich regelmäßig von Frauen, dass sie die ersten Veränderungen schon seit einigen Jahren gespürt hätten, aber nie ernst genommen worden seien. Das werden wir jetzt ändern! Es gilt nämlich: Je früher man Veränderungen versteht, desto weniger Angst muss man vor ihnen haben und desto besser kann man mit ihnen umgehen. Und: Frauen, die sich frühzeitig mit ihrer Hormongesundheit beschäftigen, kommen auch wissender in die Wechseljahre, haben bereits eine Ahnung davon, was auf sie zukommen kann und wie sie sich helfen können.

Dass wir davon jedoch noch weit entfernt sind, zeigt unter anderem eine in Deutschland durchgeführte Studie, die aus einem Umfrageteil und einer Datensammlung der gesetzlichen Krankenversicherungen besteht.[7] Obwohl zwei Drittel der befragten Frauen angaben, aufgrund ihrer Beschwerden eine eingeschränkte Lebensqualität zu haben, fühlten sich 50 Prozent mittelmäßig bis schlecht bzw. sehr schlecht über ihre Behandlungsmöglichkeiten aufgeklärt. Insgesamt anderthalb Jahre vergingen in der Regel, bis die Frauen eine Hormonersatztherapie erhielten. Die Versichertendaten zeigen außerdem, dass es nach Therapiebeginn zu häufigen Arztwechseln kam.

Die Gründe dafür sind vielfältig. Ist diese Lebensphase einerseits immer noch schambehaftet und wird gefühlt mit dem körperlichen Verfall gleichgesetzt, so fehlt andererseits auch unter meinen Kolleginnen und Kollegen nach wie vor das medizinische Wissen, wie vielfältig die perimenopausalen Symptome sein können und welche Behandlungsmöglichkeiten sinnvoll sind. Viele Frauen haben deshalb einen wahren Marathon bei Ärztinnen und Ärzten hinter sich, bis sie erfahren, dass die Knochen- und Gelenkschmerzen keine rheumatische Erkrankung und der »*Brain Fog*« nicht der Beginn einer Demenz sind. Und selbst nach dem Beginn einer Hormonersatztherapie bestehen weiter viele Unsicherheiten bezüglich Dosierung und Therapiemanagement – nicht nur auf der Seite der Frauen, sondern leider auch auf der der Ärzte und Ärztinnen.

Klar ist: Hier muss etwas passieren. Denn die Wechseljahre sind nicht nur ein »privates Problem« der Frauen, sondern sie haben erhebliche ökonomische Auswirkungen. So gaben 19,4 Prozent aller Frauen über 55 Jahre in einer anderen Befragung an, aufgrund der Wechseljahresbeschwerden daran zu denken, früher in den Ruhestand zu gehen.[8] 2030 werden voraussichtlich 1,2 Milliarden Frauen in den Wechseljahren sein.[9] Es ist also höchste Zeit, das Thema in den Fokus zu stellen – nicht nur aus persönlicher, sondern auch aus gesellschaftlicher Sicht.

Ich möchte in *Body in Balance* außerdem noch einen Ausblick auf die Zeit »danach« werfen – Richtung Postmenopause. Denn auch hier passiert noch einmal enorm viel, und es kann eine Menge getan werden, damit die Frauen sich rundum wohlfühlen, gesund sind und vor allem bis ins hohe Alter gesund bleiben.

Mir liegt es am Herzen, Frauen insbesondere eine Sache mit auf ihren Weg zu geben: **Wissen ist Macht!** Und diese Macht kann sich jede Frau zu eigen machen.

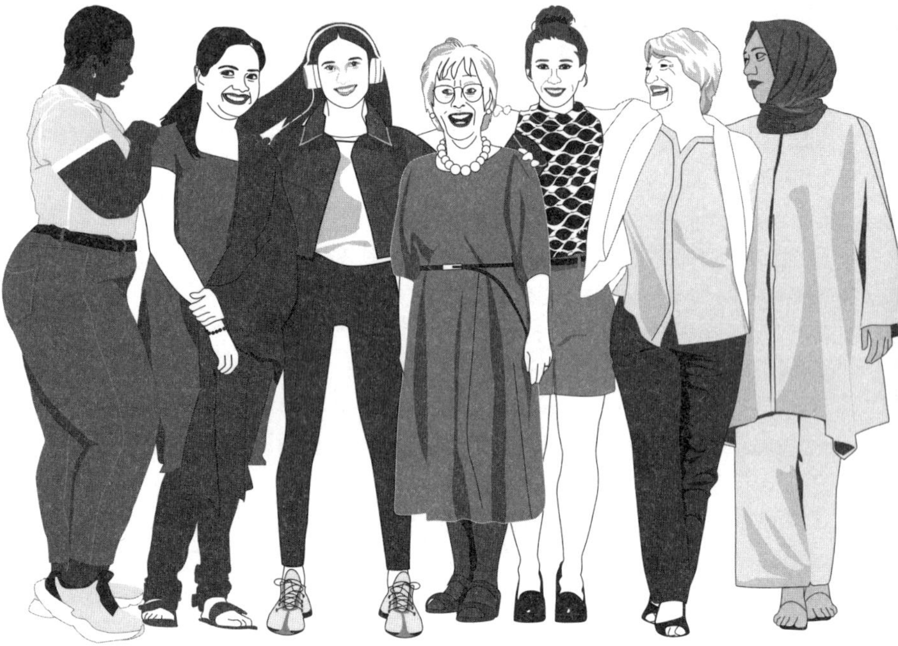

Teil 1

Die Kraft der weiblichen Hormone

Nun habe ich ja in meiner Einleitung vor allem über hormonelle Beschwerden geschrieben. Wie passt denn dann die Überschrift dieses Kapitels hier? Sollte es statt »Die Kraft der weiblichen Hormone« nicht lieber »Die Last der weiblichen Hormone« heißen? Mitnichten! Denn bei all den Beschwerden, die ich bislang genannt habe, darf ein Aspekt nicht zu kurz kommen: Die weiblichen Hormone sind eine Superkraft! Dass das den meisten Frauen (und vielleicht auch dir) gar nicht bewusst ist, liegt daran, dass sie viel zu wenig über die Funktion der einzelnen Hormone wissen. Woher auch, wenn kaum darüber informiert wird?!

Beginnen wir mit Östrogen und Progesteron. Abgesehen davon, dass uns unsere weibliche Anatomie und das Vorhandensein dieser beiden Sexualhormone ermöglichen, Leben zu schaffen, haben die beiden »Hormonschwestern« (wie ich sie gerne nenne) viele positive Effekte auf unseren Körper und unsere Seele.

Das **Östrogen** ist ein absolutes Powerhormon. Eigentlich gibt es nicht das Östrogen, sondern insgesamt vier natürliche Östrogene, von denen das wichtigste das 17-β-Estradiol (synonym: 17-β-Östradiol) (E2) ist. Die anderen heißen Estron (E1), Estriol (E3) und Estetrol (E4). Der Einfachheit halber fasse ich sie aber zu einem Oberbegriff zusammen und verwende die Begriffe, vor allem, wenn es später um den medizinischen Hormonersatz gehen wird, *Östrogen* und *Estradiol* synonym.

Das Östrogen pusht unser Wohlbefinden, sorgt dafür, dass wir uns selbstsicher und stark fühlen, und wirkt stresslindernd. Beinahe jede Körperzelle besitzt Östrogenrezeptoren, damit das Hormon dort andocken und seine Wirkung entfalten kann. Es stärkt unsere Knochen, schützt unser Herz-Kreislauf-System und unser Gehirn.

Progesteron ist ein wahres »Wellbeing«-Hormon. Es wirkt entspannend, angstlindernd, schlaffördernd und hat, wie das Östrogen, einen protektiven Effekt auf unsere Knochen und unser Gehirn. Progesteron wird häufig auch als »Gestagen« bezeichnet – das kann etwas verwirren. Lasst uns hier einmal Licht ins Dunkel bringen: Der Begriff »Gestagen« ist im Grunde ein Oberbegriff für synthetisch hergestellte Gestagene, die zum Beispiel als Verhütungsmittel verwendet werden (als reine Gestagenpille oder -spirale oder in Kombination mit Östrogen), *und* Progesteron. Damit es weniger irritierend ist, bin ich mittlerweile dazu übergegangen, das synthetische Hormon als Gestagen zu bezeichnen und das natürliche, also im Eierstock hergestellte Hormon als Progesteron. So werde ich es auch im weiteren Verlauf des Buches handhaben.

Sowohl Östrogen also auch Progesteron sind also enorm wichtig für viele verschiedene Körperfunktionen, das psychische Wohlbefinden, und sie schützen uns vor Erkrankungen.

Das sind einige der wunderbaren Aufgaben unserer Hormonschwestern Östrogen und Progesteron:

Diese Aufgaben hat Östrogen in unserem Körper

Gehirn

Positive Wirkung auf Libido und Stimmung

Stärkung von Konzentration, Gedächtnis und Fokussierung

Sexualorgane

Ausbildung der weiblichen Geschlechtsorgane

Regulation und Stabilisierung des Menstruationszyklus'

Knochen

Hemmung der knochenabbauenden Zellen

Stärkung der Knochenstruktur

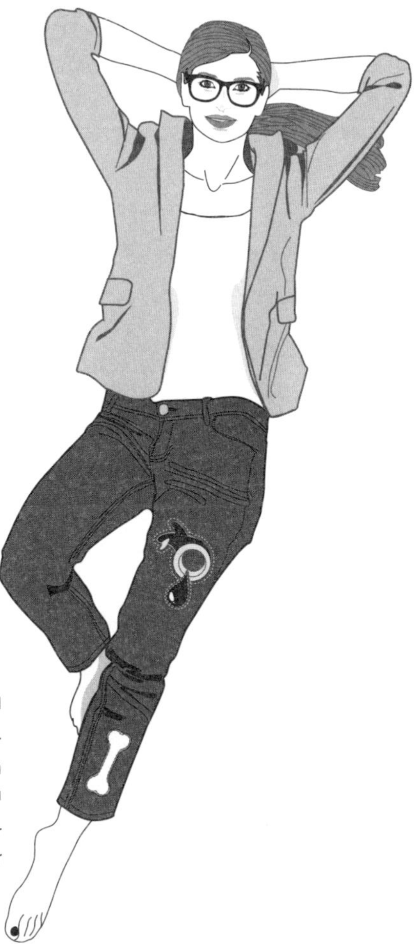

Haare

Volles, dichtes Haar

Unterstützung der weiblichen Körperbehaarung

Brust

Wachstum und Entwicklung

Gefäße

Weitstellung und Schutz vor Ablagerungen

Blut

Durchblutungsfördernde Wirkung

Senkung des LDL-Cholesterins

Steigerung des HDL-Cholesterins

Haut

Förderung der Durchblutung, Elastizität und Regeneration

Diese Aufgaben hat Progesteron in unserem Körper

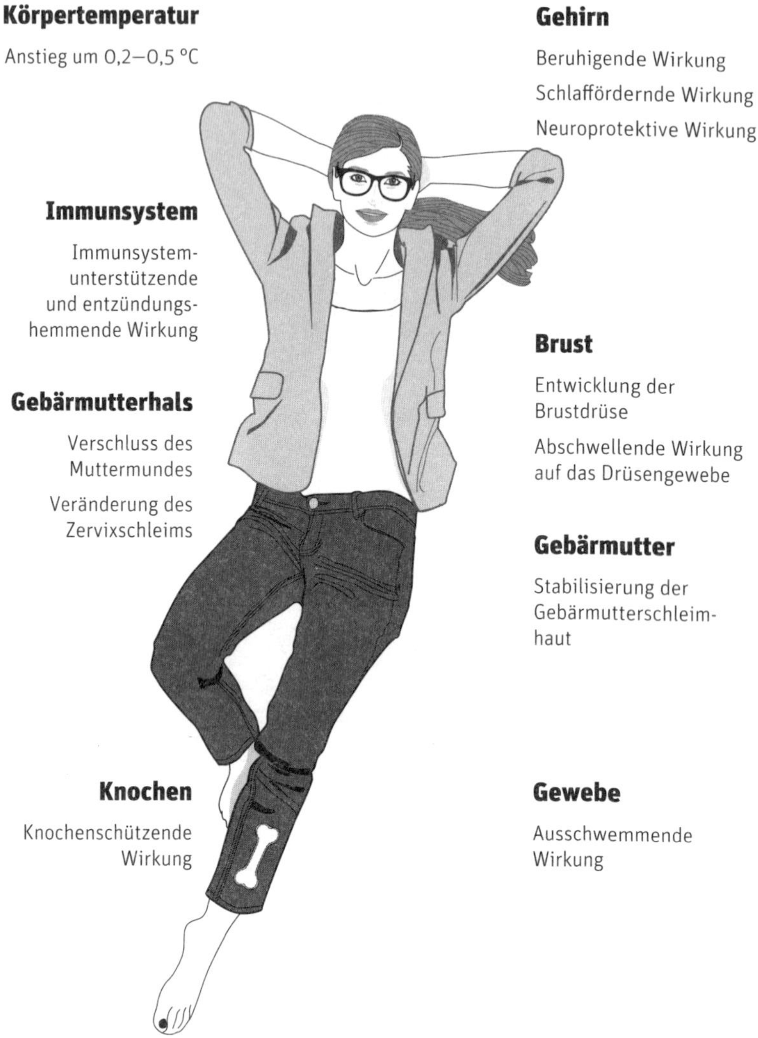
Körpertemperatur
Anstieg um 0,2–0,5 °C
Gehirn
Beruhigende Wirkung
Schlaffördernde Wirkung
Neuroprotektive Wirkung
Immunsystem
Immunsystem-unterstützende und entzündungs-hemmende Wirkung
Brust
Entwicklung der Brustdrüse
Abschwellende Wirkung auf das Drüsengewebe
Gebärmutterhals
Verschluss des Muttermundes
Veränderung des Zervixschleims
Gebärmutter
Stabilisierung der Gebärmutterschleimhaut
Knochen
Knochenschützende Wirkung
Gewebe
Ausschwemmende Wirkung

Übrigens: **Testosteron** ist nicht nur ein männliches Hormon! Auch für uns Frauen ist es enorm wichtig. Die Testosteronkonzentration des weiblichen Körpers ist zwar niedriger als die des männlichen, trotzdem ist es ein Hormon, das wir in Bezug auf die Frauengesundheit nicht länger vernachlässigen sollten. Es sorgt nicht nur für eine gesunde Libido, sondern schützt unter anderem auch unsere Knochen und Muskeln und unsere kognitiven Fähigkeiten.

Wenn die Hormone nun so viele positive Eigenschaften haben, warum leiden dann so viele Frauen unter hormonellen Beschwerden? Um das besser verstehen zu können, hilft eine ganz einfache Vorstellung: Das hormonelle Regelwerk besteht aus vielen verschiedenen Zahnrädern, die unmittelbar ineinandergreifen. Das System arbeitet ununterbrochen und ohne Pause – ein wahres Wunderwerk! Dennoch ist es auch anfällig für innere und äußere Einflüsse, die als Störfaktoren fungieren können. Das kann zum Beispiel die natürliche Veränderung eines Hormonwertes im Laufe des Lebens sein, der wiederum einen anderen beeinflusst. Oder auch Stress, der sich auf das diffizile Regelwerk auswirkt. Das kann dafür sorgen, dass die Zahnräder nicht mehr geschmeidig und fast unbemerkt ineinandergreifen, sondern dass es knirscht und klappert im Getriebe. Wie ich allerdings schon erwähnt habe, gibt es nach wie vor viel zu viele Zusammenhänge, die wir in Bezug auf die Frauengesundheit, insbesondere im Bereich der Hormongesundheit, noch gar nicht richtig verstehen. Oft wissen wir also gar nicht so genau, warum das hormonelle System nicht (mehr) rundläuft.

Welche Superkräfte die weiblichen Hormone haben und dass wir sie für uns, unser Wohlbefinden und unsere Leistungsfähigkeit nutzen können, ist allerdings zum Glück schon bekannt. Wichtig ist nun, dass sich dieses Wissen auch unter den Frauen verbreitet und dass Hormone nicht nur als etwas angesehen werden, das Probleme machen kann, sondern als das, was sie wirklich sind: Partner in crime, die uns stärken und schützen!

Ich wünsche mir sehr, dass es mir mit diesem Buch gelingen wird, das Image der Hormone in der breiten Öffentlichkeit zu verbessern. Vor allem möchte ich ganz explizit und auf einfach umsetzbare Art und Weise Hilfestellung leisten, wenn es hormonell »knirscht«. Dabei werden mir die vielen Fragen, die mir in den letzten Jahren in meiner Funktion als Gynäkologin gestellt wurden, helfen. Ich werde sie im Folgenden nicht nur aufgreifen, sondern ganz konkret und aufeinander aufbauend beantworten.

Ich wünsche mir, dass auch du nach dem Lesen dieses Buches das Gefühl hast, mit deinen Hormonen echte Verbündete zu haben (und viele Hilfsmittel an der Hand, wenn sie sich verändern!).

Um uns zu Beginn alle auf den gleichen Stand zu bringen, ist es mir sehr wichtig, dass wir uns einmal kurz den weiblichen Zyklus zusammen anschauen. Er ist nämlich die Basis für unsere weibliche Hormongesundheit. In der Regel dauert ein normaler Zyklus zwischen 26 und 35 Tagen. Es ist völlig normal, dass die Länge immer mal wieder schwankt und zunächst einmal überhaupt kein Grund, sich Sorgen zu machen. Lasst uns hier wieder an die vielen kleinen Zahnräder denken. Stress, Infektionen und Medikamente können als Einflussgrößen dafür sorgen, dass das Ineinandergreifen der einzelnen Elemente nicht ganz so reibungslos klappt und es deshalb zu Zyklusschwankungen kommt. Auch Gewichtsveränderungen können übrigens den Zyklus erheblich beeinflussen.

Der Zyklus

Menstruationsphase (ca. 1.–4. Zyklustag):
Während dieser Phase befinden sich die beiden Hormone Östrogen und Progesteron auf einem niedrigen Niveau. Nun blutet die aufgebaute Gebärmutterschleimhaut ab.

Follikelphase (ca. 5.–13. Zyklustag):
Das Gehirn, genauer gesagt die Hypophyse, schüttet nun vermehrt FSH (Follikelstimulierendes Hormon) aus, um das Wachstum eines Follikels im Eierstock zu stimulieren. Der Follikel selbst produziert Östrogen, wodurch sich die Gebärmutterschleimhaut wieder langsam aufbaut.

Ovulation (ca. 14. Zyklustag):
Wieder die Hypophyse schüttet ein weiteres Hormon aus, das LH (Luteinisierendes Hormon). Es kommt zum Eisprung.

Lutealphase (ca. 15.–28. Zyklustag):
Die aus dem Follikel freigesetzte Eizelle begibt sich auf den Weg Richtung Gebärmutter und kann befruchtet werden. Im Eierstock entsteht der Gelbkörper, der nun das Gelbkörperhormon (Progesteron) herstellt. Es sorgt dafür, dass die Gebärmutterschleimhaut schön stabil wird, damit sich eine befruchtete Eizelle sicher dort einnisten kann. Kommt es zu keiner Schwangerschaft, blutet die Schleimhaut mit der Menstruation wieder ab.

Wie Hormone dein Leben und dein Wohlbefinden steuern

Hormone – das sind die kleinen, unsichtbaren Botenstoffe, die einen ganz gehörigen Einfluss auf unser tägliches Befinden und unsere Leistungsfähigkeit haben. Eigentlich ist das kein Wunder, schließlich beeinflussen sie in direkter und indirekter Weise *jede* einzelne Zelle unseres Körpers! Umso erstaunlicher eigentlich, dass wir uns nicht viel intensiver mit ihnen beschäftigen.

Warum das außerdem so sinnvoll wäre? Ganz einfach: Damit wir die genialen Fähigkeiten unserer Hormone ganz individuell für uns nutzen können (und auch besser verstehen, warum wir an manchen Tagen so ticken, wie wir eben ticken)!

FRAGE: Ich bin 25 Jahre alt und habe das Gefühl, dass meine Power, meine Leistungsfähigkeit total von meinem Zyklus abhängig ist! Kann das sein?
ANTWORT: Ganz klare Antwort: Ja, das kann sein! Und das Gute ist: Wir können unsere Zyklusphasen ganz bewusst für uns nutzen! Wie das funktioniert, verstehen wir, wenn wir uns die Superkraft unserer Hormone ins Gedächtnis rufen. Erinnerst du dich? Ganz knapp gesagt: Östrogen (und auch Testosteron) aktiviert uns, und Progesteron entspannt uns.

Schauen wir uns zunächst einmal die **Menstruationsphase** an. Hier leistet der weibliche Körper Schwerstarbeit. Der Spiegel von Östrogen und Progesteron im Blut ist jetzt niedrig. Das sind genau die richtigen Tage, um sich bewusst Zeit für sich zu nehmen und es etwas ruhiger angehen zu lassen. Rund 100 bis 300 kcal mehr verbraucht unser Körper jetzt. Außerdem verliert er durch das Bluten wichtige Nährstoffe, wie zum Beispiel Eisen.

In der **Follikelphase** steigt nun das Östrogen. Das Energielevel, die Leistungs- und Konzentrationsfähigkeit läuft zu Höchstform auf. Jetzt ist der richtige Zeitpunkt, um neue Ideen zu entwickeln und umzusetzen. Die vorhandene Energie und die starken kognitiven Fähigkeiten sind perfekt, um wichtige Termine wahrzunehmen, zu lernen oder Prüfungen abzulegen.

Während der **Ovulation** haben sowohl Östrogen als auch Testosteron ihren Peak. Das sorgt nicht nur für mehr Lust auf Sex, sondern auch dafür, dass wir uns stark, attraktiv und durchsetzungsfähig fühlen. In den Tagen an und um den Eisprung herum kann theoretisch nicht nur der Kinderwunsch erfüllt, sondern auch das Sexleben voll ausgelebt werden. Außerdem bietet es sich jetzt an, Konfliktgespräche zu führen, zu daten oder sich in einem Vorstellungsgespräch zu präsentieren.

In der **Lutealphase** kommt nun das Progesteron zum Zug. Östrogen und Testosteron fallen langsam wieder ab. Progesteron (du erinnerst dich: *das* »Wellbeing«-Hormon) lässt sich uns entspannt fühlen. Die Lutealphase ist meist eine Phase, in der wir uns sozial etwas zurückziehen und lieber um uns selbst kümmern. Diese Tage bieten sich an, Dinge zu überdenken und gut überlegte Entscheidungen zu treffen. Übrigens: Jetzt ist auch der richtige Zeitpunkt, um zum Beispiel mit dem Rauchen aufzuhören. Untersuchungen haben gezeigt, dass in der Lutealphase die Wahrscheinlichkeit am höchsten ist, unliebsame Angewohnheiten aufzugeben und sogar Süchte hinter sich zu lassen.

FRAGE: Ich bin 29 Jahre alt und mache Leistungssport, genauer gesagt, Leichtathletik. Sollte ich mein körperliches Training nach meinem Zyklus ausrichten?

ANTWORT: Sport und Bewegung sollten in erster Linie Spaß machen. Denn alles, was Spaß macht, fällt uns leichter, und erwiesenermaßen sind Sport und Bewegung wichtige Bausteine für ein langes, aber vor allem gesundes Leben. Also, egal, in welcher Zyklusphase: *Move your wonderful ass, baby!*

Immer mehr Sportvereine, gerade im Profisport, sind jedoch mittlerweile darauf gekommen, dass sich die Leistungsfähigkeit, aber auch das Verletzungsrisiko je nach Zyklusphase verändern. Die Wissenschaft gibt ihnen recht; es ist tatsächlich so. Wenn du also deinen Trainingsplan perfektionieren möchtest, dann kann es durchaus sinnvoll sein, Trainingseinheiten dem Zyklus anzupassen. Auch hier gehen wir jetzt einmal gemeinsam die Zyklusphasen durch:

Während der **Menstruation** leistet der Körper bereits viel. Das bedeutet aber nicht, dass du jetzt nur im Bett liegen solltest. Ganz im Gegenteil, Bewegung lindert nämlich nachweislich den Menstruationsschmerz und fördert sowieso dein Wohlbefinden. Ideal sind in dieser Zeit »sanfte« Sportarten wie Yoga, Pilates, Walken, Joggen und, wer mag, Schwimmen.

Wenn die Hormone Östrogen und Testosteron während der **Follikelphase** langsam ansteigen, wirkt sich das positiv auf die sportliche Leistungs- und Regenerationsfähigkeit aus. Übersetzt bedeutet das, dass nun intensivere Trainingseinheiten begonnen werden können. Besonders das Krafttraining sollte im Mittelpunkt stehen, da der Körper jetzt in der Lage ist, besonders effektiv Muskulatur aufzubauen. Allerdings steigt gleichzeitig das Risiko für Verletzungen. Untersuchungen haben gezeigt, dass das Risiko für eine Kreuzbandverletzung in der präovulatorischen Phase für Frauen vier- bis sechsmal höher ist als für Männer, die dieselbe Sportart ausführen. Durch den Einfluss der Hormone werden nämlich die Bänder insgesamt weicher, wodurch sich zudem die Gelenkstellungen verändern können.

Das Ganze lässt sich nur noch während der Tage rund um die **Ovulation** steigern – schließlich befinden sich Östrogen und Testosteron dann auf dem Höhepunkt. Das gilt leider nicht nur für die Leistungsfähigkeit, sondern auch für das Verletzungsrisiko.

Nach dem Eisprung, also mit Beginn der **Lutealphase,** wenn Östrogen und Testosteron wieder sinken, Progesteron dagegen steigt, sollte vor allem auf Grundlagen- und Ausdauertraining gesetzt werden. Da Progesteron ebenfalls dazu führt, dass sich der Bandapparat lockert, besteht in der Phase kurz vor der **Menstruation** weiterhin ein erhöhtes Verletzungsrisiko.

FRAGE: Ich (34 Jahre alt) fühle mich heute total gerädert. Ich sollte in ein paar Tagen meine Menstruation bekommen, und wie fast in jedem Zyklus schlafe ich total schlecht kurz vor der Blutung. Bilde ich mir das ein, oder kann es wirklich damit zusammenhängen?

ANTWORT: Das ist sogar sehr wahrscheinlich! Ich möchte kurz etwas ausholen, um das zu erklären: Frauen und Schlaf – das ist grundsätzlich eine nicht ganz so einfache Beziehung. Nachgewiesenermaßen ist der weibliche Schlaf zunächst einmal leichter als der männliche. Als Grund dafür werden evolutionsbedingte Ursachen vermutet. Damit die Nachkommen zu jeder Tages- und Nachtzeit versorgt werden können, darf der mütterliche Schlaf nicht zu tief sein. Klar, wenn das Baby Hunger hat und an die Brust möchte, sollte die Mama das nicht verschlafen. Frauen sind also leichter erweckbar – und das scheint zunächst einmal gar nichts damit zu tun zu haben, ob sie tatsächlich Mütter sind oder nicht.

Zusätzlich zu dieser evolutionsbedingten Grundlage geraten viele Frauen nachts außerdem, sobald sie aufwachen, schnell in eine Art Gedankenkarussell. Kein Wunder, schließlich übernehmen sie nach wie vor den Hauptteil der Kinderversorgung, der Familienplanung und der Angehörigenpflege. Dieser »Mental Load« verfolgt viele Frauen bis in den Schlaf bzw. sorgt dafür, dass sie auch nachts nicht zur Ruhe kommen, sondern häufig in einer Gedankenspirale gefangen sind.

Um aber zurück zum weiblichen Zyklus zu kommen: Tatsächlich ist es so, dass auch hormonelle Veränderungen einen erheblichen Einfluss auf unsere Schlafqualität und -dauer haben. Dazu können wir uns die Hormonschwestern Östrogen und Progesteron wieder genauer anschauen. Beide haben nämlich einen großen Einfluss auf unsere Nachtruhe.

Östrogen sorgt dafür, dass sich unser Tiefschlaf und unsere REM-Schlafphase verbessern. Während der Tiefschlafphase regenerieren sich unser Körper und unser Geist. Atemfrequenz und Herzschlag verlangsamen sich. Die Qualität unseres Tiefschlafs ist entscheidend dafür, wie ausgeruht wir uns am nächsten Tag fühlen.

Die REM*(rapid eye movement)*-Schlafphase bezeichnet unsere Traumphase. Unter anderem werden hier Geschehnisse des Tages und unsere Emotionen verarbeitet. Außerdem werden wichtige Informationen vom Kurzzeit- ins Langzeitgedächtnis übertragen. Der REM-Schlaf beeinflusst damit maßgeblich unsere emotionale Stabilität und unsere kognitive Leistungsfähigkeit.

Auch das Progesteron hat einen positiven Einfluss auf unseren Schlaf. Seine Abbauprodukte, auch Metaboliten genannt, setzen an die GABA-Rezeptoren unseres Gehirns an und sorgen so dafür, dass wir entspannt und ausgeglichen sind und so natürlich auch leichter in den Schlaf finden.

Die Schlafphasen

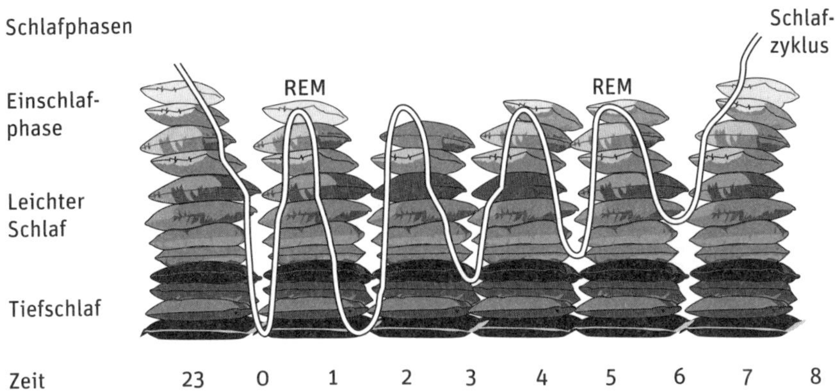

Erinnern wir uns an den ganz normalen Hormonverlauf während eines Monatszyklus, dann wundern wir uns nicht, dass sich unser Schlaf laut Studien vor und während der Periode verschlechtert, wenn sowohl der Östrogen- als auch der Progesteronspiegel sinken bzw. auf einem niedrigen Niveau sind: Die Einschlafzeit verlängert sich, auch die Schlafeffizienz nimmt ab. Fazit: Verschlechterung des Tief- und REM-Schlafs, und insgesamt sind wir leider auch unentspannter.

Zum Glück gibt es einige Hilfsmittel, die uns dabei unterstützen können, auch in dieser Zeit abends und nachts zur Ruhe zu kommen und zu regenerieren. Der Vollständigkeit halber möchte ich hier erwähnen, dass nach Absprache mit der behandelnden Gynäkologin auch eine hormonelle bzw. bioidentische Hormonersatztherapie sinnvoll sein kann, auch wenn noch keine grundsätzliche hormonelle Umstellung stattfindet und es sich um ganz normale und wiederkehrende hormonelle Veränderungen innerhalb des Zyklus handelt.

Das Thema »Schlaf« besprechen wir auch noch einmal intensiver in zwei wichtigen weiblichen Lebensphasen – der Peri- und der Postmenopause (»Und da sind sie: die Wechseljahre« und »Die weibliche Kraft der Postmenopause«).

Meine 5 Tipps für besseres Ein- und Durchschlafen

1. **Rituale und Schlafplan einhalten:** Wenn du merkst, dass sich deine Schlafqualität vor und während der Menstruation verschlechtert, kannst du in diesen Tagen ganz bewusst wiederkehrende Rituale einführen. Das signalisiert deinem Körper und deinem Geist, dass jetzt der Zeitpunkt da ist, um zur Ruhe zu kommen. Ein Ritual kann eine Tasse Tee sein oder das Aufschreiben deiner Gedanken, eine Entspannungsmeditation oder eine Runde Yoga. Egal, was es ist, es soll dir dabei helfen, runterzukommen und dich auf die Nachtruhe vorzubereiten.
   Neben wiederkehrenden Ritualen kann beim Ein- und Durchschlafen auch ein Schlafplan helfen, den du in diesen Tagen ganz bewusst einhältst. Das heißt: immer etwa zur gleichen Uhrzeit ins Bett und morgens raus aus den Federn. Dadurch müssen sich dein Körper und dein Geist nicht jeden Tag auf neue Gegebenheiten einstellen. Letztendlich sind wir Menschen nämlich echte Gewohnheitstiere. Klar, das Leben ist oft unruhig, und abend-

liche Einladungen oder Events lassen sich nicht immer planen. Und du sollst dein soziales Leben natürlich nicht gezwungenermaßen nach deinem Schlaf ausrichten (das verursacht ja wieder Stress!). Wird es also an einem Abend mal später, ist das gar kein Problem. Hilfreich kann es hier sein, dennoch am nächsten Morgen zur gewohnten Zeit aufzustehen, um nicht den gesamten Schlafrhythmus durcheinanderzubringen.

2. **Verzicht auf Alkohol und kein später Kaffee:** Auch wenn uns ein, zwei Gläser Wein vermeintlich beim Einschlafen helfen können, sorgt Alkohol im nächtlichen Verlauf allerdings dafür, dass REM- und Tiefschlaf gestört werden. Deshalb verzichte besonders an den Tagen vor und während der Menstruation, wenn der Schlaf ohnehin schlechter sein kann, besser darauf. Bereits ab dem Nachmittag solltest du außerdem bewusst koffeinhaltige Getränke vermeiden.
3. **Auf Phytopharmaka setzen:** Jetzt ist genau der richtige Zeitpunkt, um auf die Kraft der Pflanzen zu setzen. Zum Glück gibt es davon einige, die einen positiven Einfluss auf unseren Schlaf haben.

   Baldrian: 400 bis 600 mg Baldriantrockenextrakt 30 Minuten vor dem Schlafengehen einnehmen

   Melisse: 300 mg Zitronenmelissenextrakt 30 Minuten vor dem Schlafengehen einnehmen

   Passionsblumenkraut: 500 mg Passionsblumenkrautextrakt 30 Minuten vor dem Schlafengehen einnehmen. Passionsblumenkraut wirkt nicht nur beruhigend, sondern hat auch eine phytoöstrogenartige Wirkung, die hier besonders hilfreich sein kann.
4. **Gezielt Mikronährstoffe zuführen:** Für einen gesunden Schlaf ist ein ausgeglichener Mikronährstoffhaushalt

unabdingbar. Besonders wichtig ist hier eine ausreichende Versorgung mit **Magnesium, den B-Vitaminen** (v.a. Vitamin B_6, Vitamin B_9 und Vitamin B_{12}), **Omega-3-Fettsäuren, Zink** und **Vitamin D** (mehr zum Thema »Mikronährstoffe« findest du ab Seite 52).

5. **Kognitive Verhaltenstherapie:** ein Begriff, den wir vermutlich alle schon einmal gehört, aber wahrscheinlich noch nicht mit Schlafstörungen in Verbindung gebracht haben. Ich erlebe viele Frauen, die ziemlich genau benennen können, dass ihre Schlafprobleme in der zweiten Zyklushälfte angefangen, sich dann aber irgendwann »verselbstständigt« haben: Die Angst, nicht schlafen zu können, weil die unruhigen Nächte kurz vor der Menstruation so belastend sind, kann also dazu führen, dass man auch an den restlichen Abenden mit einem mulmigen Gefühl ins Bett geht und immer schlechter zur Ruhe kommt.
   Doch genauso, wie man schlechten Schlaf sozusagen »lernen« kann, kann man ihn auch wieder »verlernen«. Genau hier setzt die kognitive Verhaltenstherapie an. Neben wichtigen Informationen rund um das Thema Schlaf (Spoiler: Ja, es stimmt, dass sich der Körper tatsächlich den Schlaf holt, den er braucht!), werden die Betroffenen dabei begleitet, Schlafen wieder als etwas Schönes und Entspannendes zu erleben und nicht als etwas, das ihnen die Schweißperlen auf die Stirn treibt. Als Hilfsmittel dienen unter anderem Schlafrestriktion und paradoxe Intention. Bei der Schlafrestriktion werden Schlafenszeit und Schlafdauer genau festgelegt und meist auch verkürzt. Dadurch sollen der natürliche Schlaf-wach-Rhythmus wiederhergestellt, die Einschlafzeit

verkürzt und die Tiefschlafphase verlängert werden. Bei der paradoxen Intention wird der belastende Gedanke, unbedingt einschlafen zu müssen, ins Gegenteil gedreht: Die Betroffenen sollen versuchen, nicht einzuschlafen und wach zu bleiben. Verschiedene Untersuchungen zeigen, dass die kognitive Verhaltenstherapie ein sehr wirksames Tool bei der Behandlung von Schlafstörungen ist.

Übrigens: Die fünf genannten Tipps für einen besseren Schlaf sind natürlich nicht nur in den Tagen vor und während der Menstruation hilfreich, sondern generell, wenn es mit der nächtlichen Ruhe mal nicht so richtig klappen will.

Sinnvolle Therapiekombinationen:
Es können alle Therapiebausteine miteinander kombiniert werden.

FRAGE: Mir, 36 Jahre alt, ist etwas aufgefallen: Ich werde immer kurz vor oder während meiner Menstruation krank. Ich habe meinen Frauenarzt darauf angesprochen, aber er hat gesagt, dass es nicht damit zusammenhängen könne. Trotzdem ist es doch wirklich ein komischer Zufall, oder?

ANTWORT: Ich weiß, dass viele Frauen dieses Phänomen regelmäßig an sich beobachten, aber gar nicht glauben können, dass der Zyklus Einfluss auf ihr Immunsystem haben könnte. Deshalb halten sie es für einen, zugebenermaßen ziemlich nervigen, Zufall, dass sie regelmäßig krank werden, sobald ihre Menstruation einsetzt. Ich kenne sogar Frauen, die ihren Arzt oder ihre Ärztin nach einem möglichen Zusammenhang gefragt haben und abgewiesen wurden. Dabei ist das Ganze sehr real und hat sogar einen Namen: *Period Flu.* Bei vielen Frauen sorgt der Abfall der weiblichen Sexualhormone Östrogen und Progesteron für eine echte Stressreaktion des Körpers mit einer damit verbundenen gedrosselten Immunabwehr. Zu Unterleibskrämpfen und vaginalem Blutverlust gesellen sich deshalb gar nicht so selten Schniefnase, Halsschmerzen und Co. Ein Allheilmittel dagegen gibt es leider nicht. Oft kann aber allein das Wissen, dass eine hormonelle Veränderung durchaus einen Einfluss auf das Immunsystem haben kann, für Linderung sorgen. Zum Beispiel, indem man an diesen Tagen große Menschenansammlungen meidet oder eben besonders gut auf sich aufpasst, um zusätzlichen Stress zu vermeiden.

FRAGE: Ich bin 25 Jahre alt und habe eigentlich seit meiner Jugend Migräne, während ich meine Menstruation habe. Manchmal beginnt es sogar schon ein, zwei Tage früher. Es passiert nicht jeden Monat, aber schon sehr oft. Ich habe dann auch Sehstörungen und oft ein Kribbeln in der Hand. Mein Frauenarzt sagt, das sei eine Aura. Deswegen darf ich auch keine Pille nehmen. Kann ich irgendetwas dagegen tun?

ANTWORT: Migräne – definitiv eine Erkrankung, die einen großen Leidensdruck verursacht! Wusstest du, dass bis zur Pubertät Jungen und Mädchen zahlenmäßig gleichermaßen betroffen sind und sich das nach der Pubertät deutlich ändert? Dann betrifft es nämlich dreimal so viele Frauen wie Männer! Also liegt doch eigentlich sehr nahe, dass auch hier die Hormone einen entscheidenden Einfluss nehmen, oder? Besonders in Phasen von hormonellen Schwankungen, wie zum Beispiel in der Pubertät und in den Wechseljahren, kann sich die Symptomatik außerdem verschlimmern.

Eine besondere Rolle bei der Entstehung der hormonellen Migräne spielt offenbar das Östrogen. Untersuchungen haben gezeigt, dass eine plötzliche Verminderung des Östrogenspiegels zum Anstieg des Entzündungsbotenstoffes CGRP führen kann. CGRP sorgt dafür, dass sich, wie für die Migräne typisch, die Hirngefäße erweitern und der typische Kopfschmerz entsteht.[1] Hormonschwankungen allgemein können zusätzlich die Stresstoleranz senken und wiederum ein weiterer Trigger für eine Migräneattacke sein.

Migräneanfälle kommen also besonders häufig in der Pubertät, in den Wechseljahren, aber auch kurz vor und während der Menstruation vor – weil sich in allen diesen (Lebens-)Phasen der Östrogenspiegel stark verändert. Linderung erfahren Betroffene dagegen häufig in einer Schwangerschaft und in der Postmenopause.

Das hilft bei hormonbedingter Migräne:

Hier sollten wir unbedingt zwischen Akuttherapie und Prophylaxe unterscheiden:

- **Akuttherapie:** Schmerzmittel: NSAR (z. B. Naproxen, Ibuprofen), Triptane
- **Prophylaxe:** Hier gilt es vor allem, die Hormonschwankungen »auszuschalten«.
- Gestagenpille (ggf. mit transdermalem Estradiol zusätzlich)
- Estradiolgel/-spray: Beginn zwei Tage vor der Menstruation mit transdermalem Estradiol, um den stark abfallenden Östrogenspiegel auszugleichen. Je nach Be-

darf kann die Therapie dann bis zum Beginn oder auch während der ganzen Periode weitergeführt werden.

Richtigerweise rät der behandelnde Frauenarzt von einer Kombinationspille, also einer Pille, die sowohl Östrogen als auch Gestagen enthält, zur Verhütung bzw. zur Behandlung der Migräne ab. Der Grund dafür ist das Vorliegen der Aura. Der Begriff *Aura* beschreibt zusätzliche neurologische Symptome wie Seh- und Gefühlsstörungen. Patientinnen, die unter einer Migräne mit Aura leiden, haben vermutlich ein erhöhtes Risiko für kardiovaskuläre Erkrankungen, wie z. B. einen Schlaganfall. Dieses Risiko möchte man mit der Gabe eines oralen Östrogens nicht zusätzlich erhöhen. Deshalb werden in diesem Fall reine Gestagenpräparate empfohlen.

Migränepatientinnen sollten außerdem auf eine ausreichende Versorgung mit folgenden Mikronährstoffen achten:

- Magnesium
- Vitamin B_2 (Riboflavin)
- Coenzym Q_{10}

Sinnvolle Therapiekombinationen

Es können alle Therapiebausteine, also die Schmerzmedikation bei Bedarf, die hormonelle Therapie (entweder die Gestagenpille, ggf. in Kombination mit transdermalem Östrogen, *oder* »nur« Östrogen über die Haut kurz vor der Menstruation) und die Mikronährstoffe miteinander kombiniert werden.

FRAGE: **Vielleicht ist die Frage komisch, ich möchte sie aber trotzdem stellen. Ich bin 41 Jahre alt, mein Zyklus ist total regelmäßig, und mir geht es richtig gut. Aber ich habe das Gefühl, dass sich, je nach Zyklustag, mein Schweißgeruch ändert. Kann das sein?**

ANTWORT: Oh ja, das kann sehr gut sein! Tatsächlich haben unsere Hormone auch einen Einfluss auf unser Schwitzverhalten und unseren Schweißgeruch. Verrückt, ich weiß!

Aber fangen wir von vorne an: Zunächst einmal ist unser Schweiß geruchslos. Erst bei Hautkontakt und durch den Abbau von Bakterien, die sich natürlicherweise auf unserer Haut befinden, fängt er an zu riechen. Östrogen und Progesteron wiederum regulieren nicht nur Talg- und Schweißdrüsen, das heißt, wie stark wir schwitzen, sondern haben auch einen Effekt auf die Beschaffenheit des Schweißes. Die Beschaffenheit des Schweißes wiederum beeinflusst, welche Bakterien sich auf der Haut vermehren. Und je nach Bakterienart verändert sich dann auch der Schweißgeruch. Das ändert sich je nach Zyklusphase:

Menstruationsphase: Vor allem durch den Östrogenabfall während der Menstruation schwitzen viele Frauen in dieser Zeit deutlich mehr (Östrogen spielt eine maßgebliche Rolle bei der Signalübertragung im zerebralen Temperaturregulationszentrum, aber dazu später mehr auf Seite 133: »Und da sind sie: die Wechseljahre«). Die Schweißdrüsen sind jetzt besonders aktiv. Der Schweißgeruch ändert sich allerdings nicht massiv.

Follikelphase: Mit dem Anstieg des Östrogens reduziert sich die Schweißproduktion wieder. Der Körper beginnt jetzt damit, sogenannte Pheromone (Duftstoffe) abzugeben, die Menschen unbewusst wahrnehmen. Sie scheinen eine Rolle bei der sexuellen Anziehung zu spielen.

Ovulation: Während des Eisprungs erreicht der Östrogenspiegel sein höchstes Niveau. Die Schweißproduktion bleibt gering, während die Pheromonausschüttung besonders hoch ist. Die Natur ist eben einfach schlau: Genau jetzt ist die weibliche Fruchtbarkeit am höchsten!

Lutealphase: Mit dem Anstieg des Progesterons wird die Aktivität der Talgdrüsen aktiviert. Diese sondern nun Fette und Proteine ab, was wiederum besonders die Beschaffenheit des Schweißes und das Bakterienwachstum auf der Haut beeinflusst. Der Schweißgeruch kann sich nun stark verändern und auch intensiver werden. Progesteron lässt außerdem die Körpertemperatur ansteigen, was bei einigen Frauen zu verstärktem Schwitzen führen kann.

Hormonelle Lebensphasen im Überblick

Frauen durchleben verschiedene hormonelle Lebensphasen. Eigentlich ist das kein Geheimnis, und dennoch herrscht häufig allgemeines Unwissen darüber, wie diese genau heißen, wann sie beginnen und wann sie enden. Mein erklärtes Ziel ist es, Frauen mit fundiertem Wissen auszustatten, weswegen ich es für ausgesprochen wichtig halte, dass sie nicht nur genaustens über ihren Zyklus Bescheid wissen, sondern auch über ihre hormonellen (Umstellungs-)Phasen. Am besten noch mit der korrekten medizinischen Bezeichnung, damit sie sich im Gespräch mit ihren Ärzten und Ärztinnen als echte Expertinnen ihres Körpers »outen« können.

Deswegen lasst uns die verschiedenen hormonellen Phasen einmal genauer betrachten.

Prämenopause

Die Prämenopause bezeichnet die gesamte fertile Phase in einem weiblichen Leben. Sie beginnt mit den ersten Eisprüngen in der Pubertät und endet mit dem Beginn der Perimenopause, also den Wechseljahren. Ich bezeichne die letzten Jahre vor der Perimenopause als eine Phase »in between«, die etwa mit 35 Jahren beginnt und mit etwa 45 Jahren endet. Hier zeigen sich bereits die ersten, oft sehr belastenden Symptome. Der Grund dafür ist, dass sich hormonell schon so einiges verändert. Aber dazu später mehr (»Mitte 30 und plötzlich ›in between‹ – das Hormonkarussell dreht sich«).

Perimenopause

Mit etwa 45 Jahren treten die meisten Frauen in die Perimenopause ein: die Wechseljahre oder auch das Klimakterium.

Menopause

Der Begriff »Menopause« beschreibt die letzte Menstruationsblutung im Leben einer Frau. Rein statistisch haben die meisten Frauen sie mit 51 Jahren. Zwölf Monate nach dieser Blutung weiß Frau, dass es tatsächlich die letzte war.

Postmenopause

Nach einem Jahr ohne Menstruationsblutung beginnt die Postmenopause, meist also mit etwa 52 Jahren.

Die hormonellen Lebensphasen

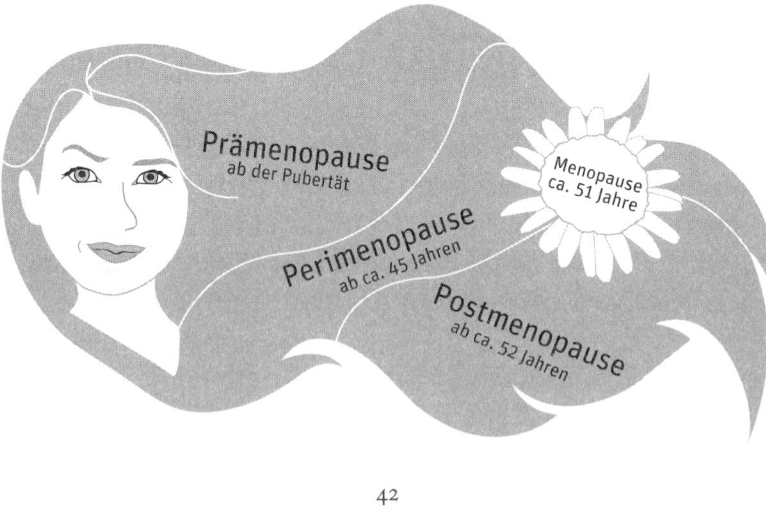

Hormonwerte und ihre Bedeutung

Häufig zeigen mir Frauen einen Zettel mit Blutwerten, auf dem auch verschiedene Werte der Sexualhormone abzulesen sind. Manchmal hat der Hausarzt sie einfach mal mitbestimmt, manchmal war es auch die Endokrinologin, die wegen einer Schilddrüsenkontrolle aufgesucht wurde. Verständlicherweise sagen diese Werte den Frauen meist recht wenig, genauso wenig wie die verschiedenen Einheiten und Referenzbereiche. Es ist natürlich wichtig, dass die erhobenen Blutwerte in Ruhe mit dem behandelnden Arzt oder der behandelnden Ärztin besprochen und medizinisch korrekt eingeordnet werden. Allerdings hilft es ungemein, wenn die Frauen sich auch selbst schon einmal einen Überblick über ihre hormonelle Situation verschaffen können. Dazu sollten sie unbedingt einige Hormonwerte, aber auch ihre Bedeutung kennen!

Follikelstimulierendes Hormon (FSH)

Wir haben uns bereits angesehen, wie der weibliche Zyklus funktioniert. Dabei sind wir auch auf das Hormon FSH gestoßen. Das FSH wird in der Hypophyse, der Hirnanhangsdrüse, gebildet. Es spielt eine wichtige Rolle im weiblichen Menstruationszyklus, da es die Follikelreifung stimuliert. Weil der Follikel dafür sorgt, dass ausreichend 17-β-Estradiol, das wichtigste Östrogen, hergestellt wird, steht das FSH also auch ziemlich direkt mit der Östrogensynthese in Verbindung. Kurz vor dem Eisprung erreicht das FSH einen Peak und fällt dann ziemlich schnell wieder ab.

Normwerte:

Phase	Werte
Follikelphase	3–12 IU/l
Ovulation	8–20 IU/l
Lutealphase	2–8 IU/l
Peri-/Postmenopause	20–100 IU/l

Deshalb kann der FSH-Wert zu niedrig sein:

- Schädigung/Unterfunktion der Hypophyse
- Essstörung
- Stress
- zu viel Sport
- Einnahme eines hormonellen Verhütungsmittels
- Hyperprolaktinämie

Deshalb kann der FSH-Wert zu hoch sein:

- Peri- und Postmenopause
- vorzeitige Erschöpfung der Eierstockfunktion bzw. nach Eierstockentfernung
- angeborene Chromosomenstörungen

Luteinisierendes Hormon (LH)

Auch der Begriff »LH« ist bereits gefallen. Es wird ebenso wie das FSH von der Hypophyse ausgeschüttet. Das LH ist das Hormon, das den Eisprung auslöst. Deshalb ist sein Wert in der Zyklusmitte, also um die Ovulation herum, besonders hoch. Viele Frauen nutzen das LH während ihrer Kinderwunschphase – mit Ovulationstests, die man in Apotheken und Drogerien kaufen kann, weist man das Hormon nämlich im Urin nach und bestimmt so seine fruchtbaren Tage.

Normwerte:

Phase	Werte
Follikelphase	2–12 U/l
Ovulation	16–100 U/l
Lutealphase	1–12 U/l
Peri-/Postmenopause	>7,7 U/l

Deshalb kann der LH-Wert zu niedrig sein:

- Schädigung/Unterfunktion der Hypophyse
- Essstörung
- Stress
- zu viel Sport
- Einnahme eines hormonellen Verhütungsmittels
- Hyperprolaktinämie

Deshalb kann der LH-Wert zu hoch sein:

- Peri- und Postmenopause
- vorzeitige Erschöpfung der Eierstockfunktion bzw. nach Eierstockentfernung
- angeborene Chromosomenstörungen
- PCO-Syndrom (Syndrom der polyzystischen Ovarien)

Was ist das PCO-Syndrom?

Das Syndrom der polyzystischen Ovarien ist eine weibliche Hormonstörung, bei der es zu einem hormonellen Übergewicht der männlichen Hormone und Zyklusunregelmäßigkeiten kommen kann. Viele betroffene Frauen leiden unter vermehrtem Haarausfall, unreiner Haut und dunkler Körperbehaarung. Im Ultraschall können die Eierstöcke viele kleine Zysten aufweisen (daher auch die Bezeichnung »polyzystische Ovarien«). Das PCO-Syndrom kann außerdem mit Übergewicht und einer Insulinresistenz verbunden sein und ist häufig die Ursache für einen unerfüllten Kinderwunsch.

17-β-Estradiol

17-β-Estradiol ist das biologisch aktivste Östrogen unseres Körpers. Es wird vor allem im Follikel gebildet, in geringen Mengen aber zum Beispiel auch in der Nebenniere und im Fettgewebe. Welche vielfältigen Aufgaben das Östrogen erfüllt, haben wir schon in der Grafik auf Seite 21 gesehen. Wir wissen auch, dass sich sein Spiegel durch die Reifung des Follikels in der ersten Zyklushälfte langsam erhöht und um den Eisprung eine Spitze erreicht.

Normwerte:

Phase	Werte
Follikelphase	20–190 pg/ml
Ovulation	150–530 pg/ml
Lutealphase	55–210 pg/ml
Postmenopause	< 30 pg/ml

Deshalb kann der Estradiolwert zu niedrig sein:

- Schädigung/Unterfunktion der Hypophyse und des Hypothalamus
- Essstörung
- Stress
- zu viel Sport

- Einnahme eines hormonellen Verhütungsmittels
- Peri-/Postmenopause
- vorzeitige Erschöpfung der Eierstockfunktion bzw. nach Eierstockentfernung

Deshalb kann der Estradiolwert zu hoch sein:

- östrogenproduzierende Eierstockzysten oder -tumoren
- Übergewicht/zu hoher Fettanteil
- Lebererkrankungen
- PCO-Syndrom
- Östrogendominanz
- Perimenopause

Progesteron

Progesteron wird hauptsächlich im sogenannten Gelbkörper, auch *Corpus luteum* genannt, nach dem Eisprung gebildet. Es ist also besonders in der zweiten Zyklushälfte relevant. Seine Aufgaben sehen wir in der Grafik auf Seite 22. Progesteron wirkt außerdem als eine Art Gegenspieler des Östrogens. Also ist nicht nur der alleinige Wert des Hormons von Bedeutung, sondern auch das Verhältnis zum Östrogen. Ein Missverhältnis kann erhebliche Beschwerden verursachen. Das erleben viele Frauen vor allem »in between« und in der Perimenopause.

Normwerte:

Phase	Werte
Follikelphase	<1,0 ng/ml
Ovulation	<3,0 ng/ml
Lutealphase	>10 ng/ml
Postmenopause	<1,0 ng/ml

Deshalb kann der Progesteronwert zu niedrig sein:

- Schädigung/Unterfunktion der Hypophyse und des Hypothalamus
- Essstörung
- Stress
- zu viel Sport
- Einnahme eines hormonellen Verhütungsmittels
- PCO-Syndrom
- Anovulation (fehlender Eisprung)
- Lutealinsuffizienz
- »in between«
- Peri-/Postmenopause

Deshalb kann der Progesteronwert zu hoch sein:

- Schwangerschaft
- Eierstock- oder Nebennierentumoren

Testosteron

Wenn wir das Wort »Testosteron« hören, denken wir wahrscheinlich ziemlich schnell an Männer, möglicherweise auch an Muskeln, Kraft und sexuelle Lust. Damit liegen wir auch gar nicht so falsch, allerdings wird das dem Testosteron nicht ganz gerecht. Denn es kann noch viel, viel mehr! Erstens beschränkt sich sein Vorkommen mitnichten nur auf das männliche Geschlecht, sondern es spielt auch eine erhebliche Rolle bei uns Frauen. Zweitens ist es nicht nur relevant für Muskelkraft und Libido, sondern auch für das psychische Wohlbefinden, die kognitiven Fähigkeiten und die Knochendichte. Bei Männern wird Testosteron hauptsächlich in den Hoden gebildet, bei Frauen in den Eierstöcken.

Normwerte:

Gesamttestosteron	0,12–0,6 ng/ml **Achtung:** Je nach Labor kann der Referenzbereich variieren!

Deshalb kann der Testosteronwert zu niedrig sein:

- Schädigung/Unterfunktion der Hypophyse und des Hypothalamus
- Essstörung
- Stress
- Einnahme eines hormonellen Verhütungsmittels
- Medikamente
- Peri-/Postmenopause

Deshalb kann der Testosteronwert zu hoch sein:

- genetische Auffälligkeiten wie das Andrenogenitale Syndrom (AGS)
- Eierstock- oder Nebennierentumoren
- PCO-Syndrom
- Übergewicht
- Insulinresistenz und Diabetes mellitus Typ 2
- Peri-/Postmenopause (hier ist der Wert nicht an sich erhöht, sondern relativ zum Östrogen und Progesteron!)

Sexualhormonbindendes Globulin (SHBG)

Das SHBG wird in der Leber gebildet. Es ist ein Protein, das Hormone wie Testosteron, Dihydrotestosteron (DHT) und die Östrogene im Blut bindet und transportiert. Es reguliert also, wie viel der einzelnen Hormone verfügbar ist, aber auch ihr Verhältnis zueinander.

Normwerte:

20–49 Jahre:	32,4–128 nmol/l
>50 Jahre:	27,1–128 nmol/l

Deshalb kann der SHBG-Wert zu niedrig sein:

- Östrogenmangel (z.B. in der Peri- und Postmenopause)
- hoher Androgenspiegel (z.B. beim PCO-Syndrom)
- Übergewicht
- Insulinresistenz und Diabetes mellitus Typ 2
- Schilddrüsenunterfunktion (Hypothyreose)

Deshalb kann der SHBG-Wert zu hoch sein:

- hoher Östrogenspiegel
- Verwendung eines kombinierten Verhütungsmittels
- Durchführung einer Hormonersatztherapie (HRT)
- Schilddrüsenüberfunktion (Hyperthyreose)

Dehydroepiandrosteron (DHEA) und Dehydroepiandrosteronsulfat (DHEAS)

DHEA wird zu einem größeren Teil in der Nebenniere und zu einem kleineren Teil in den Eierstöcken der Frau synthetisiert. Es ist eine Art »Vorläuferhormon«, weil aus ihm weitere Hormone, zum Beispiel Testosteron und Estradiol, gebildet werden. Mit steigendem Alter sinkt der DHEA-Wert. In der Leber wird DHEA zu DHEAS verstoffwechselt. Da DHEA und DHEAS im Gleichgewicht zueinander stehen, der DHEAS-Wert aber (bei gleicher Aussagekraft!) weniger schwankt, sollte vorzugsweise dieser bestimmt werden.

Normwerte:

35–44 Jahre:	60,9 bis 337 µg/dl
45–54 Jahre:	35,4 bis 256 µg/dl
55–65 Jahre:	18,9 bis 205 µg/dl
66–74 Jahre:	9,4 bis 246 µg/dl
>75 Jahre:	12 bis 154 µg/dl

Deshalb kann der DHEAS-Wert zu niedrig sein:

- natürlicher, altersbedingter Rückgang
- Nebenniereninsuffizienz
- Stress
- Medikamente

Deshalb kann der DHEAS-Wert zu hoch sein:

- genetische Auffälligkeiten wie das Andrenogenitale Syndrom (AGS)
- Tumoren der Nebennieren
- PCO-Syndrom
- Stress

Mikronährstoffe – kleine Stoffe, große Wirkung

Obwohl der Name es anders vermuten lassen könnte, spielen die sogenannten Mikronährstoffe in unserem Körper eine wahnsinnig *große* Rolle! Dadurch, dass sie an allen wichtigen Prozessen beteiligt sind, ist eine ausreichende Versorgung mit ihnen unabdingbar für unser körperliches und geistiges Wohlbefinden.

Viele wichtige Mikronährstoffe können wir bereits mit einer ausgewogenen Ernährung aufnehmen. Vor allem mit steigendem Alter reicht das allerdings oftmals nicht aus, und eine zusätzliche Substitution kann (in den meisten Fällen) sinnvoll sein.

Ich erlebe tagtäglich, dass Frauen sich gern mit Vitaminen & Co. unterstützen würden, aber eigentlich gar nicht so genau wissen, welche wirklich wichtig sind und vor allem, in welcher Dosierung. Natürlich schwingt auch immer die Sorge einer möglichen Überdosierung mit. Grundsätzlich halte ich eine Mikronährstoffanalyse des Blutes für sinnvoll, um ein genaues Bild über den individuellen Bedarf zu haben. Einige Mikronährstoffe können aber auch (erst mal) ohne die Kenntnis über persönliche Blutwerte eingenommen werden. Schauen wir uns das einmal gemeinsam an.

FRAGE: Ich bin Ende 30 und stehe immer öfter vor dem Regal mit den Nahrungsergänzungsmitteln. Ich bin aber total unsicher, weil ich nicht weiß, ob man die

wirklich braucht, und wenn ja, welche genau. Wie ist das denn nun?

ANTWORT: Früher hieß es immer, dass eine gesunde Ernährung ausreiche, um mit allen nötigen Mikronährstoffen, das heißt Vitaminen und Mineralstoffen, versorgt zu sein. Die Erfahrungen meiner jahrelangen medizinischen Tätigkeit haben mich hier allerdings eines Besseren belehrt. Natürlich ist eine gesunde und ausgewogene Ernährung ein fundamental wichtiger Baustein, um sich geistig und körperlich fit zu fühlen und es auch zu bleiben. Dennoch reicht sie oftmals nicht aus, um nicht nur keinen Mangel zu haben, sondern auch Prävention zu betreiben. Ich empfehle deshalb tatsächlich allen Frauen mittlerweile, ab spätestens Mitte dreißig auf eine ausreichende Mikronährstoffzufuhr zu achten. Denn schon jetzt, also dann, wenn viele Frauen noch gar nicht explizit an ihre Knochen- und Herz-Kreislauf-Gesundheit denken, werden wichtige Weichen gestellt.

Ich kann mir natürlich die absolute Überforderung vorstellen, wenn man vor dem Regal mit Nahrungsergänzungsmitteln steht und überhaupt keine Ahnung hat, wozu man nun greifen soll. Mittlerweile ist es ein riesiger, sehr gewinnbringender Markt, der da entstanden ist, und auf den Schachteln, Dosen und Päckchen stehen solche verheißungsvollen, aber eigentlich nichtssagenden Bezeichnungen wie »Vitamin-Komplex« oder »Vitamine für Frauen«. Da kann man zweifellos den Überblick verlieren.

Also fangen wir wieder von vorne an: Wo kauft man eigentlich am besten Nahrungsergänzungsmittel – in der Apotheke, oder reichen Produkte aus der Drogerie? Um das zu verstehen, müssen wir uns zunächst einmal einen ganz wichtigen Unterschied anschauen:

Arzneimittel, die Mikronährstoffe enthalten, sind nicht

das Gleiche wie Nahrungsergänzungsmittel. Arzneimittel aus der Apotheke wurden wissenschaftlich auf Wirksamkeit und Sicherheit geprüft, unterliegen strengeren Qualitätskontrollen, und die Mengenangaben müssen ziemlich genau dem entsprechen, was tatsächlich darin enthalten ist. Sie sind meist deutlich teurer. Nicht alle in Apotheken erhältlichen Präparate sind automatisch Arzneimittel. Man erkennt es in der Regel an der Beschreibung auf der Packung (bei Unsicherheiten bitte das Fachpersonal um Hilfe bitten). Ein weiterer Vorteil der Apotheken ist die Möglichkeit, sich individuell beraten zu lassen. Das bedeutet jedoch keinesfalls, dass die Präparate in der Drogerie schlecht(er) sind. Dort (oder auch im Internet) erhält man in der Regel Nahrungsergänzungsmittel (NEMs), die wiederum keine Arzneimittel sind, sondern unter die Bezeichnung »Lebensmittel« fallen, die eine Ergänzung zur täglichen Ernährung sein sollen. Wichtig zu wissen: Sie unterliegen nicht so strengen Qualitätsprüfungen, und die tatsächlich enthaltenen Mengen dieser NEMs dürfen um 50 Prozent von dem abweichen, was auf den Packungen angegeben ist.

Nun zu den Mikronährstoffen, die Frauen ab Mitte dreißig bis ins hohe Alter unbedingt auf dem Schirm haben sollten. Die »Knochengesundheit« ist hier als besonders wichtiges Stichwort zu nennen. Denn auch wenn es schwer zu glauben ist, beginnt bereits jetzt der Knochenabbau. Statt der aufbauenden Zellen mit dem Namen Osteoblasten überwiegt ab Mitte dreißig die Arbeit der abbauenden Osteoklasten. In den Wechseljahren und mit der Veränderung des Östrogenspiegels beschleunigt sich dieser Vorgang noch einmal. Es ist also wichtig, bereits jetzt in die Knochengesundheit zu investieren. Besonders hilfreich dafür sind Vitamin D3, Vitamin K2 und Calcium.

Vitamin D

Vitamin D wird über Sonnenlicht in der Haut gebildet. Die Deutsche Gesellschaft für Ernährung (DGE) empfiehlt deshalb, täglich fünf bis 25 Minuten Sonnenlicht zu tanken. Das hört sich erst mal nach nicht so viel an, ist aber vor allem in der dunklen Jahreszeit und in unseren Breiten sogar oftmals über das ganze Jahr gar nicht so einfach zu machen.

Um einem Mangel vorzubeugen, können 20 µg täglich, das entspricht 800 IE, Vitamin D ausreichen, so die DGE. Aber ganz ehrlich: Meine persönliche Erfahrung ist, dass das in den Herbst- und Wintermonaten nicht reicht. Da braucht es meist doch etwas mehr. Um die ganz individuelle Dosierung herausfinden zu können, ist es sinnvoll, einmal den Vitamin-D-Spiegel im Blut kontrollieren zu lassen. Das kann zum Beispiel die Hausärztin machen. Einen Mangel merkt man nämlich nicht. Wenn (noch) kein eigener Wert bekannt ist, kann zunächst mit 1000 bis 2000 IE begonnen werden. Liegt allerdings schon ein Mangel vor, benötigt es eine deutlich höhere Dosierung.

Ich empfehle eine Vitamin-D-Substitution übrigens nicht nur grundsätzlich im Herbst und Winter, sondern das ganze Jahr über (im Sommer dann gerne in einer etwas geringeren Dosierung). Denn selbst in Italien, wo ich zum großen Teil lebe und arbeite und wir viele Sonnentage haben, haben die meisten meiner Patientinnen einen niedrigen Vitamin-D-Spiegel. Das liegt vermutlich daran, dass wir uns, trotz schönen Wetters, gar nicht so oft in der Sonne aufhalten – und wenn, dann mit einer ordentlichen Portion Sonnenschutz, der die Vitamin-D-Synthese beeinträchtigen kann.

Vitamin K_2

Vitamin K wird vom Körper durch tierische Produkte wie Fleisch, Eier, Milch und Butter aufgenommen. Gerade Vegetarierinnen und Veganerinnen sollten es deshalb substituieren. Die empfohlene Aufnahmemenge pro Tag liegt bei 60 µg, bei Frauen über 51 bei 65 µg.

Da der Vitamin-K_2-Spiegel sehr schwankend ist, ist eine Blutbestimmung nicht unbedingt sinnvoll. Eine genauere Aussage über den Vitamin-K_2-Bedarf erlaubt die Messung des sogenannten untercarboxylierten Osteocalcins (ucOC), das Vitamin K_2 als Cofaktor benötigt. Ist es zu hoch, fehlt K_2. Liegt bereits ein Vitamin-K_2-Mangel vor, braucht es mindestens 200 µg, um den Spiegel langsam wieder anzuheben. Wenn es (noch) keinen persönlichen ucOC-Wert gibt, kann mit einer Dosierung von 50 bis 100 µg begonnen werden.

Calcium

Besonders calciumreich sind Milchprodukte, aber auch grünes Gemüse wie Blattspinat und Brokkoli und calciumreiches Mineralwasser. Täglich sollten 1000 mg Calcium aufgenommen werden. Gelingt dies nicht in ausreichendem Maß über die Nahrung, sollte es zusätzlich zugeführt werden. Allerdings bitte nicht einfach hoch dosiert und ohne ärztliche Rücksprache einnehmen! Eine Überdosierung von Calcium kann zu Verkalkungen im Herz-Kreislauf-System und zu Nierensteinen führen. Verzichtest du auf Milchprodukte und konsumierst auch ansonsten keine calciumreichen Nahrungsmittel, kannst du zunächst mit 500 mg/Tag beginnen. Benötigst du nach einer individuellen Bestimmung im Blut höhere Dosen, denke daran, dass der Körper mehr als 500 mg auf einmal nicht gut aufnehmen kann. Deshalb bitte in mehreren Einzeldosen substituieren!

Omega-3-Fettsäuren

Nachdem wir uns mit den wichtigsten Mikronährstoffen für die Knochengesundheit befasst haben, lass uns nun gemeinsam darauf schauen, was wir unterstützend für unser Herz-Kreislauf-System tun können. Hier ist vor allem eine ausreichende Versorgung mit Omega-3-Fettsäuren wichtig! Sie sind nämlich ein wichtiger Baustein bei der Prävention von Herz-Kreislauf-Erkrankungen. Sie wirken sich positiv auf die Blutfette und auf die Gefäßfunktion aus. Außerdem haben sie einen antientzündlichen Effekt. Fettiger Seefisch ist besonders reich an den beiden tierischen Omega-3-Fettsäuren DHA und EPA. Täglich sollten davon jeweils 250 mg aufgenommen werden. Wird kein Fisch gegessen, ist eine gezielte Substitution sinnvoll.

Ich empfehle Frauen spätestens ab Mitte dreißig, besonders auf eine ausreichende Zufuhr zu achten. Frauen in und nach den Wechseljahren, also dann, wenn bedingt durch die hormonelle Umstellung das Risiko für Herz-Kreislauf-Erkrankungen natürlicherweise steigt, rate ich grundsätzlich zu einer Substituierung von täglich 1 bis 3 g Omega-3-Fettsäuren. Eine solche Dosierung kann begonnen werden, auch wenn (noch) keine individuellen Blutwerte vorliegen. Ich rate aber auch hier dazu, diese spätestens im Verlauf einmal bestimmen zu lassen.

Um eine ausreichende Menge der pflanzlichen Omega-3-Fettsäure ALA zu gewährleisten, kann in jedem Alter zum Beispiel 1 Esslöffel Leinsamen oder Chiasamen verzehrt werden oder aber auch 1 Esslöffel Rapsöl.

Eisen

Viele Mädchen und Frauen fühlen sich müde, schlapp und energielos – vor allem in hormonellen Umstellungsphasen wie der Pubertät, »in between« und der Perimenopause. Das liegt oft mitunter daran, dass die Menstruation sehr stark ausfallen kann und auch öfter kommt. Klar, durch den erhöhten Blutverlust verlieren wir auch mehr Eisen! Jetzt ist es ganz wichtig, einem Mangel vorzubeugen. Besonders eisenhaltig sind Fleisch, Fisch, Hülsenfrüchte, Nüsse und Samen sowie Blattgemüse. Insgesamt sollten prämenopausale Frauen, also Frauen, die noch eine Menstruationsblutung haben, täglich 16 mg Eisen (postmenopausal reicht eine Menge von 14 mg Eisen täglich) aufnehmen.

Ich empfehle allen Frauen in diesem Alter, einmal ihre Eisenwerte kontrollieren zu lassen und nicht einfach »auf gut Glück« mit einer Eisensubstitution zu beginnen. Eine Überversorgung kann nämlich zu Eisenablagerungen in den Organen führen. Liegt allerdings bereits ein Mangel vor, sollte der Eisenspeicher erst einmal ordentlich mit einem Eisenpräparat aufgefüllt werden. Sind die Eisenwerte noch in Ordnung, ist die Menstruationsblutung aber stark, sollte jedoch unbedingt zusätzlich substituiert werden, um vorzubeugen.

Hier kann zunächst mit Kräuterblut gestartet werden. Keine Sorge, das hört sich ekliger an, als es ist! Es hat gar nichts mit Blut zu tun, sondern enthält Eisen und andere natürliche Inhaltsstoffe. Das im Kräuterblut enthaltene Eisen ist dreiwertig ($^{3+}$). Synthetische Eisenpräparate beinhalten zweiwertiges Eisen ($^{2+}$). Das dreiwertige Eisen hat weniger Nebenwirkungen, besonders im Magen-Darm-Bereich, allerdings ist es nicht so effizient wie das zweiwertige Eisenpräparat. Kräuterblut ist also für Situationen des erhöhten Eisenbedarfs gedacht, einen handfesten Mangel kann es meist nicht ausgleichen. Bei einem ausgeprägten Eisendefizit oder wenn eine begonnene Eisentherapie nicht gut vertragen wird, können übrigens auch Eiseninfusionen sinnvoll sein. Wichtig: Bitte Eisen und Magnesium nicht zeitgleich substituieren, sondern mit einem Abstand von zwei Stunden! Sie bilden Komplexe, die nicht vom Körper aufgenommen werden können. Die zusätzliche Einnahme von Vitamin C (oder das Trinken eines Glases Orangensaft) unterstützt dagegen die Eisenaufnahme.

Magnesium

Magnesium ist ein essenzieller Mineralstoff, der für viele verschiedene Stoffwechselvorgänge wichtig ist, aber auch für die Muskelentspannung, die Nervenleitung und, ja, sogar für die Knochensubstanz. Ich halte es für einen besonders wichtigen Mikronährstoff für Frauen, weil es dabei hilft, ruhig und entspannt zu bleiben. Es löst außerdem Verspannungen und unterstützt einen guten Schlaf.

Magnesium ist in Spinat, Mandeln, Leinsamen, Haferflocken und Quinoa, Linsen und Milchprodukten enthalten. Täglich sollten mindestens 300 mg aufgenommen werden. Frauen »in between« und in den Wechseljahren haben oft einen höheren Bedarf, weil sie häufig »unter Strom« stehen und unter Verspannungen, Muskelkrämpfen und Schlafstörungen leiden. Eine zusätzliche Substitution ist hier also durchaus sinnvoll. Das Gleiche gilt für die Postmenopause, denn Magnesium unterstützt auch hier die Muskelentspannung, einen guten Schlaf und andere wichtige Prozesse im Körper.

Aber *welches* Magnesium ist denn nun das richtige, es gibt so viele Arten – zum Beispiel Magnesiumcitrat oder

-oxid? Vorneweg: Jede Frau schwört auf eine andere Magnesiumverbindung bzw. verträgt diese besonders gut – und das ist völlig in Ordnung und ganz normal! Jede Magnesiumverbindung hat allerdings so ihre Besonderheit. Diese zu kennen, kann bei der Auswahl helfen:

Magnesiumcitrat wird sehr schnell vom Körper aufgenommen. Es ist deshalb besonders geeignet für Sportlerinnen zur Vorbeugung von Muskelkrämpfen und Verspannungen. Magnesiumoxid dient eher dem langfristigen Auffüllen der Speicher. Außerdem wirkt es abführend (also gut bei Verstopfung!). Mein Tipp: Einige Menschen reagieren mit Bauchschmerzen auf eine Magnesiumsubstitution. Besonders schonend für den Magen-Darm-Trakt ist die Verwendung von Magnesiumglycinat.

Eine Magnesiumüberdosierung ist übrigens kaum möglich. Das »überschüssige« Magnesium wird ziemlich schnell ausgeschieden bzw. mehr als Durchfall passiert in der Regel nicht, wenn es etwas zu viel des Guten war.

Selen

Selen ist ein lebenswichtiges Spurenelement, das als Bestandteil verschiedener Enzyme an vielen wichtigen Stoffwechselprozessen beteiligt ist. Vor allem ist Selen unabdingbar für unsere Schilddrüsengesundheit. Es sorgt dafür, dass das Schilddrüsenhormon T4 in T3 umgewandelt wird und wir so ausreichend von beiden Hormonen zur Verfügung haben. Außerdem hat es eine antioxidative Wirkung, die ebenso wichtig für eine gesunde Schilddrüsenfunktion ist.

Mit den ersten hormonellen Veränderungen »in between« wird häufig auch die Schilddrüse in Mitleidenschaft gezogen. Deswegen sollten Frauen ab sofort unbedingt gut auf sie achten und auch ihre Hormone regelmäßig kontrollieren lassen. Zudem rate ich allen Frauen, die bereits an einer Schilddrüsenerkrankung leiden, auch immer mal wieder ihren Selenspiegel unter die Lupe nehmen zu lassen. Die tägliche Selenzufuhr sollte bei 60 µg liegen. Vor allem tierische Lebensmittel wie Fisch, Fleisch und Eier sind in unseren Breitengraden selenreich. Liegt ein Mangel vor, sollte zusätzlich substituiert werden.

Mit 100 µg Natriumselenit als Nahrungsergänzungsmittel macht Frau zu Beginn meist nichts falsch. Auch hier empfiehlt sich aber die Bestimmung des Selenspiegels im Blut, um einen Mangel ganz gezielt beheben zu können.

Jod

Auch Jod ist ein Spurenelement, das eine elementare Bedeutung für unsere Schilddrüse und ihre Funktion hat, da es Bestandteil der beiden Schilddrüsenhormone T3 und T4 ist. Bei einem Jodmangel können diese beiden Hormone nicht in ausreichendem Maße gebildet werden – eine Schilddrüsenunterfunktion ist dann vorprogrammiert. Es gilt hier also das Gleiche, wie beim Selen: Frauen, die in eine Lebensphase eintreten, in der die ersten hormonellen Veränderungen auftreten, aber auch die, die bereits mitten im Hormonchaos stecken, sollten unbedingt auf eine ausreichende Zufuhr achten. Ein besonderes Augenmerk darauf ist außerdem wichtig, da Deutschland nach wie vor als Jodmangelgebiet gilt. Eine ausreichende Versorgung kann durch die Verwendung von jodiertem Speisesalz oder den Verzehr von Seefisch unterstützt werden. Die tägliche Aufnahme sollte zwischen 25 und 51 Jahren bei 200 µg liegen, über

51 Jahren bis ins hohe Alter bei 180 µg. Ggf. sollte zusätzlich substituiert werden.

Frauen, die Schilddrüsen-gesund sind, können zunächst mit 100 µg Jod beginnen. Liegen Schilddrüsenknoten oder gar eine bekannte Schilddrüsenüberfunktion vor, sollte eine Substitution nur nach ärztlicher Absprache erfolgen!

Vitamin-B-Komplex

Zu guter Letzt möchte ich unbedingt noch auf die Wichtigkeit eines guten Vitamin-B-Komplexes hinweisen. Hier möchte ich vor allem die Vitamine B_6 und B_{12} hervorheben (wohl wissend, dass die meisten Kombipräparate auch einige andere B-Vitamine enthalten, was gut ist!).

Vitamin B_6 (Pyridoxin)

Dies ist ein wichtiger Unterstützer des hormonellen Gleichgewichts. Völlig logisch also, dass ab Mitte dreißig vermehrt auf eine ausreichende Zufuhr geachtet werden sollte! Ein Vitamin-B_6-Mangel kann außerdem zu starker Müdigkeit, Abgeschlagenheit und depressiven Verstimmungen führen.

Besonders Vitamin-B_6-reich sind Lebensmittel aus Vollkorngetreide, aber auch Hasel- und Walnüsse sowie Sardinen und Makrelen. Die tägliche Zufuhr für Frauen sollte nun bei 1,4 mg täglich liegen. Die meisten Nahrungsergänzungsmittel enthalten eine höhere Menge an Vitamin B_6.

Frauen, die sich sehr energielos fühlen, aber keine aktuellen Blutwerte ihres Vitamin-B_6-Spiegels haben, können mit einer Substitution von 5 bis 10 mg nichts falsch machen. Liegt ein hormonelles Ungleichgewicht vor und kommt es zum Beispiel zu einem prämenstruellen Syndrom (PMS), wird therapeutisch mit deutlich höheren Dosen gearbeitet (siehe Seite 85 im Kapitel »Mitte 30 und plötzlich ›in between‹ – das Hormonkarussell dreht sich«). Spätestens bei diesen hohen Dosierungen sollte allerdings einige Wochen nach Therapiebeginn die Kontrolle des Vitamin-B_6-Spiegels erfolgen, weil eine Überdosierung zu neurologischen Störungen führen kann.

Vitamin B_{12}

Es kommt hauptsächlich in tierischen Produkten wie Fleisch, Fisch, Eiern und Milchprodukten vor. Es ist besonders wichtig für die Zellteilung, die Blutbildung und die Nervenfunktion. Auch unsere mentale Stabilität scheint einen Bezug zu unserem Vitamin-B_{12}-Spiegel zu haben. Alles Gründe, warum Frauen in hormonell aufregenden Lebensphasen besonders gut auf eine ausreichende Versorgung achten und auch ihren Blutwert im Blick behalten sollten! Die täglich empfohlene Zufuhrmenge liegt bei 4 µg. Bei einem niedrigen Wert oder gar einem Mangel wird allerdings mit deutlich höheren Dosierungen gearbeitet. Frauen in hormonellen Umstellungsphasen haben zudem meist einen deutlich höheren Bedarf. Ich empfehle auch hier eine Bestimmung des Wertes im Blut, grundsätzlich kann aber mit einer Dosierung von bis zu 500 µg/täglich nichts falsch gemacht werden.

Veganerinnen und Vegetarierinnen sollten sich dagegen mindestens 500 µg pro Tag zuführen. Keine Angst vor Überdosierung: Überschüssiges B_{12} wird mit dem Urin ausgeschieden!

Vitamin B_9

Last, but not least möchte ich das wichtige Vitamin B_9 erwähnen. Es läuft häufig unter dem Begriff *Folsäure,* dabei ist seine natürliche Form eigentlich das *Folat.* Die Folsäure entspricht der synthetisch hergestellten Form. Frauen, die einen Kinderwunsch haben, sollten direkt nach Absetzen des Verhütungsmittels oder allgemein so früh wie möglich mit 400 µg Folsäure beginnen und diese Dosierung in den ersten drei Schwangerschaftsmonaten fortführen. Wird mit der Substitution erst kurz vor der Befruchtung bzw. nach dem Eintreten der Schwangerschaft begonnen, sollte die tägliche Dosierung 800 µg betragen. Damit kann das Risiko für kindliche Neuralrohrdefekte, z. B. sichtbar in Form eines »offenen Rückens« *(Spina bifida)*, gesenkt werden. Außerdem hat Vitamin B_9 einen positiven Effekt auf die Fertilität.

Aber auch unabhängig von Kinderwunsch und Schwangerschaft ist das Vitamin wichtig für die Neubildung unserer Zellen, allen voran der roten Blutkörperchen. Ein Mangel kann zu Schlappheit, Müdigkeit und Blässe führen. Übrigens: Besonders Frauen, die ein orales, kombiniertes Verhütungsmittel nehmen, haben oft einen höheren Vitamin-B_9-Bedarf und sollten ihren Wert im Auge behalten bzw. 200 bis 400 ug Folsäure zuführen.

Meine Top-9-Mikronährstoffe für Frauen ab Mitte dreißig:

1. Vitamin D
2. Calcium
3. Vitamin K_2
4. Magnesium
5. Omega-3-Fettsäuren
6. Eisen
7. B-Vitamine
8. Selen
9. Jod

Ernährung – die Basis für Gesundheit und Wohlbefinden

Essen ist mehr als bloße Nahrungsaufnahme. Es ist eine tägliche Investition in unsere Gesundheit von heute und (viel mehr noch!) in unsere Gesundheit von morgen und übermorgen. Eine gesunde Ernährung hilft uns nämlich nicht nur dabei, uns in unserem Alltag fit und leistungsfähig zu fühlen, sondern ist zudem ein wichtiger Baustein für ein gesundes und langes Leben – den wir *heute* schon legen können! Was viele nicht wissen: Ausgewählte Nahrungsmittel können uns außerdem ganz hervorragend in unseren jeweiligen Zyklusphasen unterstützen und Beschwerden lindern. Also Schluss mit Müdigkeit während der Menstruation und einem Blähbauch kurz davor!

FRAGE: Ich (42 Jahre alt) lese immer wieder irgendetwas von »zyklusorientierter Ernährung«. Ist das wieder so ein unsinniger Trend oder ist es wirklich sinnvoll?

ANTWORT: Es stimmt, immer häufiger geistert der Begriff »zyklusorientierte Ernährung« durch die Medien, und ich werde von sehr vielen meiner Patientinnen, die einen Zyklus haben, darauf angesprochen.

Ja, unser Körper hat, je nach Zyklusphase, unterschiedliche Bedürfnisse. Das gilt auch für die Ernährung. Ich möchte jedoch nicht, dass Mädchen und Frauen aufgrund dieser Aussage das Gefühl haben, ab sofort ihren gesamten Alltag, inklusive Essen und Sport, nach ihrem Zyklus ausrichten zu müssen. Es soll hierbei auf keinen Fall darum gehen, noch mehr Druck aufzubauen, alles richtig machen und perfekt sein zu müssen. Alle Tipps, die ich bezüglich der Zyklusgesundheit gebe, sollen dabei helfen, den eigenen Körper besser zu verstehen und sich die Macht der Hormone zunutze zu machen. Das klappt vielleicht in manchen Monaten sehr gut, in manchen mittelmäßig und in anderen vielleicht überhaupt nicht. *So what?* Wichtig ist, dass du die Tools kennst und sie so in deinen Alltag einbaust, dass es für *dich* passt und dir das Leben leichter macht!

Jetzt aber noch einmal zum eigentlichen Thema, »zyklusorientierte Ernährung«, zurück: Tatsächlich ist es so, dass wir unseren Körper und auch unsere Stimmung mit der »passenden« Nahrung in den Zyklusphasen unterstützen können. Diese Unterstützung sieht je nach Phase ein bisschen anders aus:

Während der **Menstruation,** davon haben wir schon gehört, verliert der Körper wichtige Nährstoffe. Zudem sind viele Frauen währenddessen sehr müde und fühlen sich kraftlos. Besonders wichtig ist in dieser Phase eine ausreichende Eisenaufnahme. Ein besonders eisenhaltiges Nahrungsmittel ist Fleisch. Allerdings sollte es in Maßen gegessen werden und ist natürlich keine Option für Vegetarierinnen oder Veganerinnen. Zum Glück gibt es aber noch viele andere Eisenquellen, die je nach Geschmack und Vorliebe für alle geeignet sind. Das sind zum Beispiel Nüsse, Hülsenfrüchte, Brokkoli, Spinat, Rucola. Um die Eisenresorption zu verbessern, sollten diese Nahrungsmittel am besten mit Vitamin C kombiniert werden. Das kann zum Beispiel ein Glas frisch gepresster Orangensaft sein. Kaffee und Tee, egal ob schwarz und grün, und auch Magnesium hemmen dagegen die Aufnahme. Meinen Patientinnen, denen eine eisenreiche Ernährung nicht reicht, um sich während der Menstruation fitter zu fühlen, die aber auch noch keinen nachgewiesenen Eisenmangel haben, empfehle ich die Substitution mit Kräuterblut (siehe Seite 58).

In der **Follikelphase** gilt es, ausreichend Proteine aufzunehmen. Diese brauchen wir, um die Follikelreifung bestmöglich zu unterstützen und die Ovulation optimal vorzubereiten. Ideal sind jetzt Hülsenfrüchte, Getreide wie Dinkel und Quinoa, Nüsse und Samen. Für alle, die mögen, natürlich auch Fleisch und Fisch.

Übrigens: Am Ende der Follikelphase und während der Ovulation leiden viele Frauen unter einem sehr regen Darm, manchmal sogar gepaart mit Durchfällen. Das liegt daran, dass nun der Östrogenspiegel besonders hoch ist. Östrogen stimuliert nämlich den Darm!

Während der **Ovulation** sollten wir nun auf Ballaststoffe setzen. Diese helfen bei der hormonellen Regulation und unterstützen außerdem die Verdauung beim steigenden Progesteronspiegel (dazu gleich noch ein Satz). Ballaststoffreiche Nahrungsmittel sind unter anderem Vollkornprodukte, Hülsenfrüchte (du siehst: Hülsenfrüchte sind eigentlich immer gut!), Brokkoli, Spinat und Grünkohl.

In der **Lutealphase** bereitet sich unser Körper auf eine mögliche Schwangerschaft vor. Progesteron ist hier das dominierende Hormon. Da es die Verdauung verlangsamt, leiden viele Frauen nun unter Verstopfung. Eine ballaststoffreiche Ernährung kann Abhilfe schaffen, wie eben bereits erwähnt.

Um unseren Körper bestmöglich zu unterstützen und auch vor der Entwicklung eines prämenstruellen Syndroms (PMS) zu bewahren, sollte unser Fokus außerdem auf der ausreichenden Zufuhr wichtiger Mikronährstoffe liegen. Besonders wichtig sind jetzt die B-Vitamine. Reich daran sind zum Beispiel Bananen und Haferflocken. Wir brauchen nun auch unbedingt Magnesium. Viel davon enthalten grüne Gemüsesorten und Nüsse. Zu guter Letzt darf Calcium nicht fehlen: Milchprodukte, Hülsenfrüchte und Kürbis können den Speiseplan ergänzen.

Eine kleine Anekdote zur »zyklusorientierten Ernährung«: Nicht wenige Mädchen und Frauen kommen, nachdem wir darüber gesprochen haben, nach einigen Monaten wieder zu mir und erzählen, dass sie gar nicht so viel bezüglich ihrer Ernährung verändert mussten – ganz intuitiv haben sie nämlich schon vorher sehr viel richtig gemacht! Sie haben zum Beispiel während der Menstruation eher eisenhaltig gegessen und während der Lutealphase auf darmanregende Lebensmittel gesetzt. Ein weiteres Beispiel dafür, dass Frauen eigentlich ein sehr gutes Gefühl für ihren Körper und das, was er braucht, haben – und diesem unbedingt vertrauen sollten!

FRAGE: Ich habe das Gefühl, jeden Tag wird eine andere Ernährungsform empfohlen – da verliert man doch total den Überblick! Ich möchte aber unbedingt mehr auf meine Ernährung achten, weil ich ja weiß, dass sie eine super Unterstützung für Körper und Geist und auch das gesunde Älterwerden ist. Welche ist denn nun für mich, 42 Jahre alt, die gesündeste?

ANTWORT: Mittlerweile gibt es unzählige Bücher über die verschiedensten Ernährungsformen, die Frauen dabei helfen sollen, ihre Hormone in Balance zu bringen und gesund und stark älter zu werden. Und auch in den sozialen Medien jagt ein Trend den nächsten. Dabei ist die Sache (eigentlich) gar nicht so kompliziert! Unsere Ernährung, und das zunächst einmal geschlechtsunabhängig, sollte gesund und ausgewogen sein, das ist klar. Sie sollte aber auch so konzipiert sein, dass sie gut in unseren Alltag passt, uns unterstützt und nicht zusätzlich Kraft und Nerven raubt. Zudem muss sie natürlich schmecken. Sind diese drei Kriterien erfüllt (1. gesund/ausgewogen, 2. gut umsetzbar, 3. wohlschmeckend), dann ist es die für uns passende Art und Weise, uns zu ernähren. Das bedeutet im Umkehrschluss, dass wir uns nicht auf eine einzige Ernährungsform festlegen müssen, sondern gut und gerne verschiedene miteinander kombinieren können.

Lasst uns aber noch einmal gezielt schauen, ob es nicht doch eine Ernährungsform gibt, die besonders Frauen und ihr hormonelles Gleichgewicht unterstützen und außerdem präventiv vor Alterserkrankungen schützen kann (und außerdem lecker ist!).

Spoiler: Es gibt sie! Frauen ab Mitte dreißig, also dann, wenn die ersten hormonellen Veränderungen einsetzen und der schützende Effekt der Sexualhormone langsam nachlässt, empfehle ich als Basis folgende Ernährungsform: die mediterrane. Denn sie schützt einerseits nachgewiesenermaßen unser Herz-Kreislauf-System[1], andererseits hat sie eine ausgeprägte antientzündliche Wirkung[2], was wiederum bei akuten Beschwerden hilft und zudem eine Prävention vor weiteren chronischen Erkrankungen bedeutet. Nach dem Wegfall der schützenden Sexualhormone, allen voran Östrogen, nimmt die Entzündungsbereitschaft des weiblichen Körpers rapide zu. Für Frauen erhöht sich nicht nur das Risiko für Herz-Kreislauf-Erkrankungen, sondern auch für andere chronisch-entzündliche Leiden wie die (seronegative) rheumatoide Arthritis. Und weil der Entzündungsstatus des gesamten Körpers zunimmt, kann es zudem zur Verstärkung von Beschwerden wie Hitzewallungen, Knochen-, Gelenk-

und Muskelschmerzen kommen (diese Beschwerden nehmen wir übrigens später noch einmal ganz genau unter die Lupe im Teil: »Und da sind sie: die Wechseljahre«).

Kurzum: Mit einer antientzündlichen Ernährung können hormonell bedingte Beschwerden gelindert und das Risiko für weitere Erkrankungen gesenkt werden.

Wie gut, dass wir also schon rechtzeitig und eigentlich ziemlich einfach mit den passenden Lebensmitteln vorsorgen können!

Ich persönlich mag den Begriff »mediterrane Diät« übrigens nicht, weil das Wort »Diät« für mich immer einen faden Beigeschmack hat. Es hört sich automatisch nach Verzicht und damit Stress an, finde ich. Deshalb möchte ich lieber von der »mediterranen Ernährung« schreiben. Doch was bedeutet das genau? Dürfen jetzt nur noch Fisch und Meeresfrüchte auf unserem Speiseplan stehen? Mitnichten! Das Hauptaugenmerk der mediterranen Ernährungsform liegt insgesamt auf der Zubereitung von frischen, nährstoffreichen und am besten noch regionalen Speisen und dem Verzicht auf vorgefertigte industrielle Nahrungsmittel. Es muss dabei nicht konsequent auf Süßigkeiten oder Alkohol verzichtet werden; vielmehr geht es darum, in Maßen zu »genießen« und sich bewusst zu ernähren. Das muss nicht jeden Tag perfekt gelingen. Manchmal reichen kleine Schritte auf dem Weg, die Ernährung umzustellen. Am Ende zählen das große Ganze und vor allem die Lust, sich mit Nahrungsmitteln körperlich und seelisch etwas Gutes zu tun – und das schon mit Beginn der ersten hormonellen Veränderungen »in between«. Wie die Grafik zeigt, besteht die Grundlage der mediterranen Ernährung zunächst aus **komplexen Kohlenhydraten** wie Vollkornprodukten (Vollkornbrot, Vollkornpasta, Couscous etc.). Komplexe Kohlenhydrate sind deshalb großartig, weil sie nicht nur lange satt machen, sondern auch wahre Energielieferanten sind und den Blutzucker stabil halten. **Ballaststoffe** wie Hülsenfrüchte, Nüsse und Samen sorgen für eine gute Verdauung und erleichtern die Gewichtsregulation. Außerdem sollten täglich Obst und Gemüse, die ebenfalls ballaststoffreich sind, zugeführt werden, da sie reich an Antioxidantien, Flavonoiden und Polyphenolen (wofür die genau wichtig sind, dazu komme ich gleich noch) sind. Zudem sorgen

Die mediterrane Ernährung

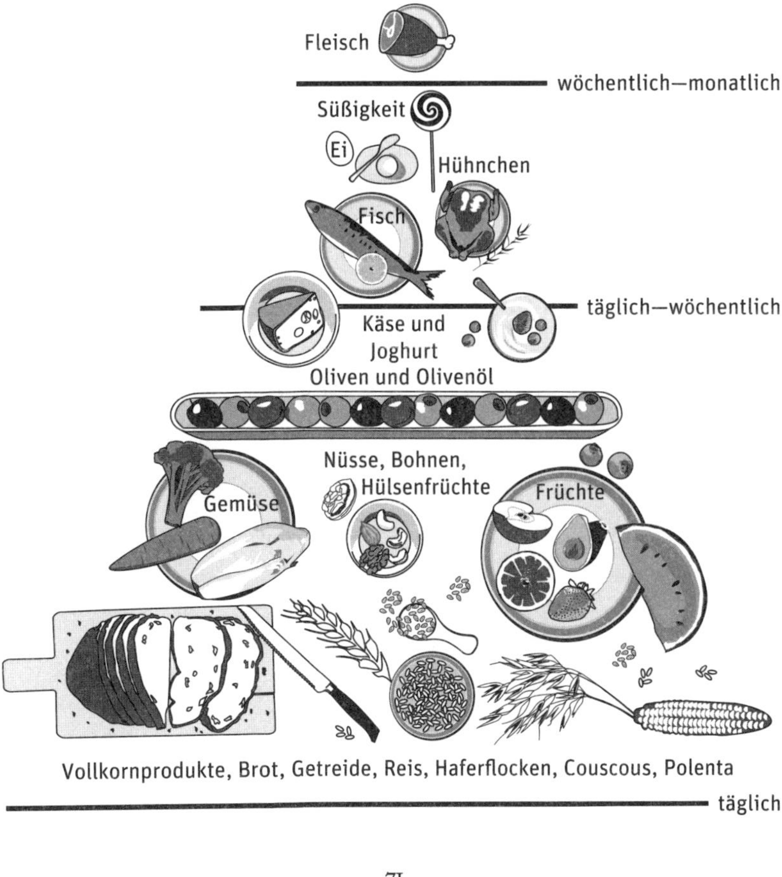

ungesättigte Fettsäuren (zum Beispiel in Olivenöl und Fisch) für eine Regulation der Blutfettwerte und allgemein für den Schutz des Herz-Kreislauf-Systems. Milchprodukte sollten nur in moderaten Mengen konsumiert werden, da ein Zuviel entzündungsfördernd wirken kann.

Zusammengefasst: Die mediterrane Ernährungsform kann uns, ganz abgesehen von ihren präventiven Effekten, dabei helfen, dass wir uns gesünder, fitter und auch belastbarer fühlen. Ich würde sagen: Mehrere Fliegen mit einer Klappe geschlagen!

So hilft uns die mediterrane Ernährung:

- **Flavonoide/Polyphenole:** antioxidativ, entzündungshemmend
- **Ballaststoffe:** entzündungshemmend, verdauungsfördernd, unterstützen die gesunde Darmflora
- **ungesättigte Fettsäuren/Omega-3-Fettsäuren:** entzündungshemmend, regulieren Blutdruck und Nierenfunktion, stärken die Immunabwehr, senken Blutfettwerte, wirken blutgerinnungshemmend

Gewicht – mehr als nur die Kilogramm auf der Waage

Beim Thema Gewicht möchte ich keinesfalls, dass wir uns auf die Zahlen, die uns die Waage anzeigt, fixieren! Es soll hierbei unbedingt um ein gesundes Körpergewicht, ja, unser ganz persönliches Wohlfühlgewicht gehen, mit dem wir uns aktiv, beweglich und gesund fühlen. Unser Gewicht ist nämlich viel mehr als eine einfache Ziffer – es ist ein komplexes Zusammenspiel aus unserer Ernährung, unserer Bewegung, unserer Art und Weise zu leben und – ganz genau – unseren Hormonen. Kein Wunder also, dass es sich verändern kann, wenn nur einer dieser Faktoren einer Veränderung unterliegt.

FRAGE: Ich bin wirklich etwas verzweifelt! Ich bin 51 Jahre alt und habe das Gefühl, dass ich seit mehreren Jahren immer mehr zunehme. Und das, obwohl ich eigentlich nicht wirklich etwas verändert habe. Woran kann das liegen?

ANTWORT: Die meisten Frauen Ende dreißig, Anfang vierzig berichten mir davon, dass es für sie schwerer wird, ihr Gewicht zu halten. Sie beschweren sich nicht darüber, sondern wünschen sich vielmehr eine Erklärung dafür. Ich finde es großartig, dass immer mehr Frauen ihren Körper und seine Veränderungen hinterfragen und verstehen wollen und sich nicht (mehr) mit einem »Das ist halt so!« zufriedengeben möchten.

Der Grund, warum vielleicht auch du merkst, dass du nicht mehr essen kannst, worauf du Lust hast, ohne dass du es entweder am Hosenbund oder auf der Waage merkst, liegt an deiner Muskulatur. Doch genauso wie das Wort »Knochenschwund«, ist auch das Wort »Muskelabbau« den meisten Frauen in ihren Dreißigern, Vierzigern und oft auch noch Fünfzigern nicht wirklich präsent. Vielleicht geht es auch dir so. Das ist total verständlich, dennoch ist es eben jetzt schon wichtig, sich damit zu befassen. Die Muskelmasse nimmt nämlich bereits ab, wenn wir in unseren Dreißigern sind. Dieser Vorgang nennt sich übrigens »Sarkopenie« und sorgt bereits »in between« dafür, dass etwa ein Prozent Muskelmasse pro Jahr in Fettgewebe umgebaut wird. Das ist auch der Grund, warum sich der Stoffwechsel jetzt verlangsamt: Muskelmasse »verbrennt« Kalorien, und wenn sie weniger wird, fällt natürlich auch der Grundumsatz. Das Ganze beschleunigt sich dann noch einmal mit den Wechseljahren und der Postmenopause. Zwischen dem 50. und dem 70. Lebensjahr können insgesamt 30 Prozent unserer Muskelmasse verloren gehen!

Die gute Nachricht ist aber, dass wir mithilfe verschiedener Stellschrauben sehr gut gegensteuern können – sowohl gegen den Muskelabbau als auch die Gewichtszunahme:

Krafttraining

Das ist die effektivste Methode, um dem natürlichen Muskelabbau entgegenzuwirken. Zwei bis drei Einheiten pro Woche sind ideal. Mit Krafttraining ist allerdings nicht einfach »nur« körperliche Bewegung gemeint. Hier geht es wirklich darum, gezielt Muskulatur aufzubauen. Das gelingt mit Gewichten und Hanteln, aber auch mit Widerstandsbändern und Übungen mit dem eigenen Körpergewicht (z. B. Liegestütze, Unterarmstütz, Kniebeugen, Klimmzüge).

Ausreichende Proteinzufuhr

Um Muskulatur aufbauen zu können, benötigt unser Körper eine ausreichende Proteinzufuhr. Je nach Trainingsintensität (siehe oben) sollte diese zwischen 1,6 und 2,2 g pro Kilogramm Körpergewicht liegen.

Proteinreiche Nahrungsmittel sind:

- tierische Produkte (wie Fleisch, Fisch, Eier, Milch, Käse)
- pflanzliche Produkte (wie zum Beispiel Dinkel, Quinoa, Hafer, Hirse, Hülsenfrüchte, Nüsse oder Tofu)

Angepasste Kalorienzufuhr

Je nach körperlicher Aktivität sinkt der tägliche Kalorienbedarf zwischen 30 und 40 Jahren zwischen 100 und 200 kcal. Mit dem Ende der Wechseljahre sind es dann sogar bis zu 400 kcal weniger. Das sollte natürlich beachtet werden bei der Ernährung. Eine Nulldiät ist jedoch absolut nicht förderlich! Ich habe so viele Patientinnen, die versuchen, sich jede einzelne Mahlzeit zu verkneifen. Das führt möglicherweise zu einer kurzfristigen Gewichtsreduktion, hilft allerdings mitnichten beim Aufbau von Muskulatur und ist vor allem nicht von anhaltendem Erfolg geprägt.

Weitere Stellschrauben

Ansonsten helfen diese einfachen Tipps dabei, ein gesundes Körpergewicht zu behalten:

- **Ausreichend trinken:** Eine ausreichende Flüssigkeitszufuhr kurbelt den Stoffwechsel an, unterstützt die Verdauung und steigert die Leistungsfähigkeit. Mindestens zwei Liter Wasser oder zuckerarme (besser: -freie) Getränke pro Tag sollten wir uns zuführen.

- **Vollkorn- statt Weißmehlprodukte:** Vollkornprodukte wie Vollkornnudeln und -brot sorgen für einen stabilen Blutzucker und enthalten außerdem schön viele Nähr- und Ballaststoffe.
- **Auf frische Zutaten achten:** Frische Lebensmittel sind nicht nur gesünder, weil nährstoffreicher, sondern haben auch weniger Kalorien.
- **Gesunde Fette:** Gesunde Fette, die zum Beispiel in Olivenöl, Leinsamen, Avocado, Fisch, Nüssen und Samen enthalten sind, haben viele positive Effekte auf unseren Körper. Bezüglich des Körpergewichts stabilisieren sie den Blutzuckerspiegel und unterstützen den gesunden Stoffwechsel. Hierin lösen sich auch gut die fettlöslichen Vitamine E, D, K und A auf.
- **Zeit lassen beim Essen:** Langsames und genussvolles Essen macht nicht nur mehr Spaß, sondern verhindert auch ein »Überfuttern«. Schnelles und hastiges Essen sorgt nämlich dafür, dass wir unserem Körper nicht die Zeit geben, ein natürliches Sättigungsgefühl zu entwickeln. Pi mal Daumen dauert es nämlich 20 Minuten, bis der Magen dem Gehirn eine Botschaft schickt, dass es nun reicht.
- **Hormonelle Balance:** Unsere Hormone haben wirklich überall ein Wörtchen mitzureden – so auch bei unserem Zuckerstoffwechsel. Sowohl eine Östrogendominanz (»in between« und in der Perimenopause) als auch ein Östrogenmangel (in der Peri- und Postmenopause) beeinflussen die Aufnahme von Zucker, also Glucose, aus unserem Blut. Beide sorgen also dafür, dass die Insulinempfindlichkeit unserer Zellen abnimmt. Das nennt man auch »Insulinresistenz«. Das

Hormon Insulin wirkt wie ein »Schleusenöffner« an unseren Körperzellen, wodurch Glucose aus dem Blut aufgenommen wird. Reagieren die Zellen nicht mehr ausreichend auf Insulin, steigt der Blutzuckerspiegel dauerhaft an. Die sogenannte Hyperglykämie zieht eine Reihe von unangenehmen Folgen nach sich, zum Beispiel die Gewichtszunahme am Bauch, den Hüften und an den Oberschenkeln. Insgesamt ändert sich die weibliche Körperform von »Birne« zu »Apfel«. Vielleicht hast du schon mal vom Begriff »Meno-Belly« gehört? Der trifft es eigentlich ganz gut, denn viele Frauen in und um die Wechseljahre beschreiben, dass sie ihre Gewichtszunahme vor allem im Bauchbereich bemerken. Auch das viszerale Bauchfett nimmt zu. Das ist von außen gar nicht sichtbar, sondern liegt zwischen den Organen im Bauchraum und ist ein Risikofaktor unter anderem für Herz-Kreislauf-Erkrankungen.
Ein hormonelles Gleichgewicht ist also nicht nur für unser aktuelles Wohlbefinden wichtig, sondern wirkt auch einer Gewichtszunahme und der Entstehung von Folgeerkrankungen entgegen. Wenn die fehlenden Hormone nicht durch Substitution ausgeglichen werden (aber auch dann ist es wichtig!), ist es noch wichtiger, auf einen stabilen Blutzuckerspiegel zu achten (genauer dazu auf Seite 71).

- **Stresslevel senken:** Dauerhafter Stress führt zum Anstieg des Hormons Cortisol. Ein erhöhter Cortisolspiegel führt nicht nur zu vermehrten Heißhungerattacken, sondern auch zu einer Insulinresistenz und damit zu einer vermehrten Fettspeicherung und Zunahme des Bauchfetts. Regelmäßige Auszeiten sind also nicht nur einfach »schön«, sondern eine wichtige medizinische Empfehlung meinerseits!

Darmgesundheit – hormonelles Gleichgewicht durch eine gesunde Darmflora

Wie wichtig der Darm und das Gleichgewicht unserer Darmflora für unsere Gesundheit ist, hatten wir lange Zeit gar nicht so richtig auf dem Schirm. Man kann also sagen, dass der Darm aus medizinischer Sicht viel zu lange viel zu wenig beachtet wurde. Erst bei Blähungen oder Durchfällen, also dann, wenn er »Ärger« gemacht hat, haben wir uns um ihn gekümmert. Dass ihm das absolut nicht gerecht wird, sehen wir allein schon daran, dass unsere Darmgesundheit einen erheblichen Einfluss auf unser hormonelles Gleichgewicht hat. Höchste Zeit also, dass wir unseren Darm in den Fokus unserer Aufmerksamkeit stellen!

FRAGE: Ich bin 34 Jahre alt und habe zum Zyklusende, genauer gesagt kurz vor meiner Menstruation, immer echte Magenprobleme. Alles fühlt sich total gereizt an. Außerdem verschlechtert sich in der zweiten Zyklushälfte mein Reizdarm deutlich. Ist das möglich?

ANTWORT: Das ist absolut nicht verwunderlich und medizinisch sogar eigentlich ganz einfach zu erklären. Denn auch auf unseren Magen-Darm-Trakt haben unsere Hormone einen enormen Einfluss.

Fangen wir mal relativ weit oben an: beim Magen. Östrogen schützt die Magenschleimhaut, reduziert die Magensäureproduktion, beeinflusst die Magenentleerung und hat entzündungshemmende Eigenschaften. Fällt der Östrogenspiegel kurz vor der Menstruation ab, klagen viele Frauen über einen gereizten Magen, oft gcpaart mit Schmerzen und auch saurem Aufstoßen.

Hier spielt ebenso der natürlicherweise höhere Progesteronspiegel in der zweiten Zyklushälfte eine wichtige Rolle: Da Progesteron insgesamt die Muskulatur – nicht nur im Darm – entspannt, kann es sein, dass der Muskel zwischen Speiseröhre und Magen nicht mehr gut schließt und es zu einem Reflux kommt.

In dieser Phase solltest du unbedingt darauf achten, über den Tag eher mehrere kleinere Mahlzeiten zu dir zu nehmen als wenige große. Außerdem empfiehlt sich eine ballaststoffreiche Ernährung. »Reizende« Lebensmittel wie scharf gewürzte Speisen, Zitrusfrüchte, Koffein und Alkohol solltest du jetzt unbedingt vermeiden. Beruhigend auf den Magen wirken außerdem Ingwer und Kamille. Mandeln neutralisieren die Magensäure.

Wenn wir weiter hinunterwandern, kommen wir zum Darm. Östrogen und Progesteron haben einen direkten Einfluss auf unsere Darmtätigkeit. Östrogen regt den Darm an. Deshalb haben einige Frauen rund um den Eisprung, also dann, wenn der Östrogenwert natürlicherweise hoch ist, vermehrte Darmbewegungen oder leiden sogar unter Durchfall. Auch bei einer vorliegenden Östrogendominanz kann der Darm ziemlich unruhig sein.

Progesteron dagegen »lähmt« ihn. In der zweiten Zyklushälfte, also nach dem Eisprung, wenn der Progesteronspiegel langsam steigt und dann sein höchstes Level hat, berichten deshalb viele Frauen von Verstopfung, Völlegefühl und oft auch einer Verschlechterung ihres bekannten Reizdarms.

Auch hier schafft eine ballaststoffreiche Ernährung Linderung, außerdem kann eine Zufuhr von Pro-, Prä-

oder Synbiotika die Symptome lindern (dazu mehr in der Antwort auf die nächste Frage). Wärme löst Krämpfe, und ausreichend körperliche Bewegung stimuliert die gesunde Darmtätigkeit. Unbedingt ausreichend trinken!

Ich möchte nicht unerwähnt lassen, dass Beschwerden im Magen-Darm-Bereich in der zweiten Zyklushälfte und kurz vor der Menstruation auch auf eine Endometriose hinweisen können. Das ist eine chronische Erkrankung, in der sich Gebärmutterschleimhaut-ähnliches Gewebe außerhalb der Gebärmutter (hier im Magen-Darm-Trakt) befindet und extreme Beschwerden verursachen kann. Bei einem solchen Verdacht ist die Frauenärztin vor Ort deine richtige Ansprechpartnerin, die weitere diagnostische Schritte veranlassen kann.

FRAGE: Stimmt es wirklich, dass unser Darm einen entscheidenden Einfluss auf unseren Hormonhaushalt hat?

ANTWORT: Vielleicht ist dir aufgefallen, dass das Stichwort »Darmgesundheit« immer öfter fällt bzw. immer öfter zum Thema gemacht wird. Das ist auch ganz richtig so! Ein gesunder Darm ist nämlich fundamental wichtig – nicht nur, was unsere Hormone angeht. Ich möchte mich aber genau darauf konzentrieren. Sehen wir uns also an, in welchem Zusammenhang Darm und Hormone stehen.

Der Begriff »Darmmikrobiom« beschreibt alle Mikroorganismen, die im Darm vorkommen und eine zentrale Rolle nicht nur für die Darmgesundheit, sondern für die des gesamten Körpers spielen. Besonders die Darmbakterien sind hier zu nennen. Ein Bereich des Darmmikrobioms ist das sogenannte Östrobolom. Es hat eine entscheidende Funktion bei der Regulierung unseres Östrogenhaushalts.

Warum ist es nun so wichtig, dass genau dieses Östrobolom, ebenso wie unser gesamtes Darmmikrobiom, gesund aka »im Gleichgewicht« ist? Weil die dort vorhandenen Bakterien darüber entscheiden, wie viel Östrogen ausgeschieden bzw. rückresorbiert wird. Einige Bakterienstämme enthalten nämlich das Enzym ß-Glucuronidase, das in der Lage ist, das Östrogen so zu verändern, dass es nicht ausgeschieden werden kann. Bei einem Übergewicht dieser Bakterien kann es also zu einer Östrogendominanz kommen: Mehr Östrogen verbleibt im Körper, als ausgeschieden wird. Bei einem Mangel dieser Bakterien passiert wiederum das genaue Gegenteil: Es wird vermehrt Östrogen »verloren«. Also ganz klar: Das Gleichgewicht macht's!

Das sind übrigens einige der Gründe dafür, weswegen das Östrobolom »durcheinanderkommen« kann:

- Stress
- ungesunde Ernährung (viele verarbeitete und/oder fettige Lebensmittel, Zucker)
- Antibiotika
- Medikamente
- Alkohol und übermäßiger Koffeinkonsum

Und das kannst du tun, um das Östrobolom wieder in die Balance zu bringen: auf die Power von Pro- und Präbiotika setzen (oder sie mithilfe von Synbiotika kombinieren)!

Probiotika sind zum Beispiel enthalten in: Joghurt, Kefir, Sauerkraut, Kombucha
Präbiotika sind zum Beispiel enthalten in: Zwiebeln, Knoblauch, Lauch, Spargel, Vollkornprodukten, Hülsenfrüchten, Bananen

Pro-, Prä- und Synbiotika

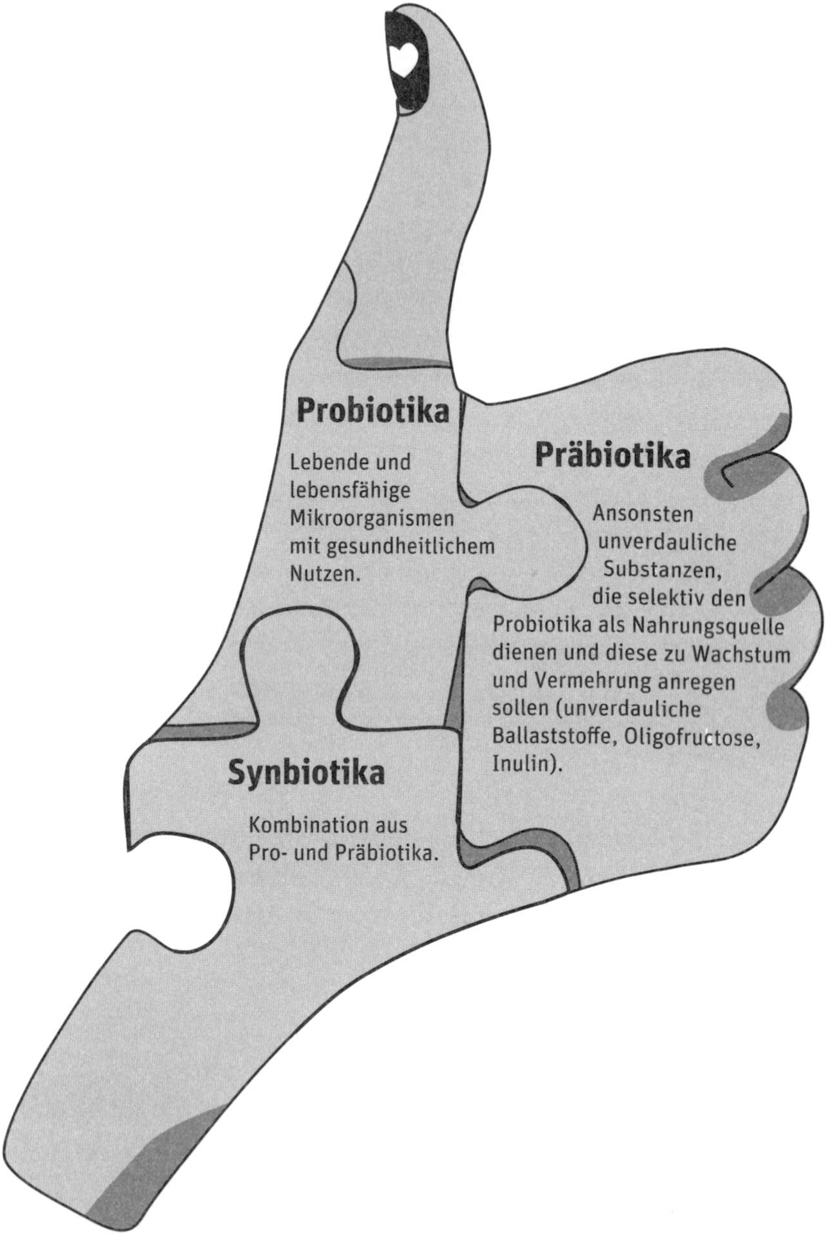

Und natürlich gilt auch hier: Stressreduktion, eine gesunde und ausgewogene Ernährung sowie moderater Alkohol- und Kaffeekonsum.

Mein Tipp

Wenn du aufgrund einer bakteriellen Infektion eine Antibiotikatherapie durchführen musst, kann es sinnvoll sein, deinen Darm gezielt mit einem Probiotikum, also lebenden Darmbakterien, oder einem Synbiotikum zu unterstützen.
Übrigens: Antibiotika stören nicht nur die Darm-, sondern auch die Vaginalflora. Deshalb leiden viele Frauen nach einer antibiotischen Therapie unter einem Vaginalpilz. Ich empfehle meinen Patientinnen immer zusätzlich zum Antibiotikum vaginale Milchsäurezäpfchen. Präbiotika, also quasi die Nahrung für die Darmbakterien, und auch Synbiotika eignen sich besonders gut zum langfristigen Aufbau und Erhalt einer gesunden Darmflora.

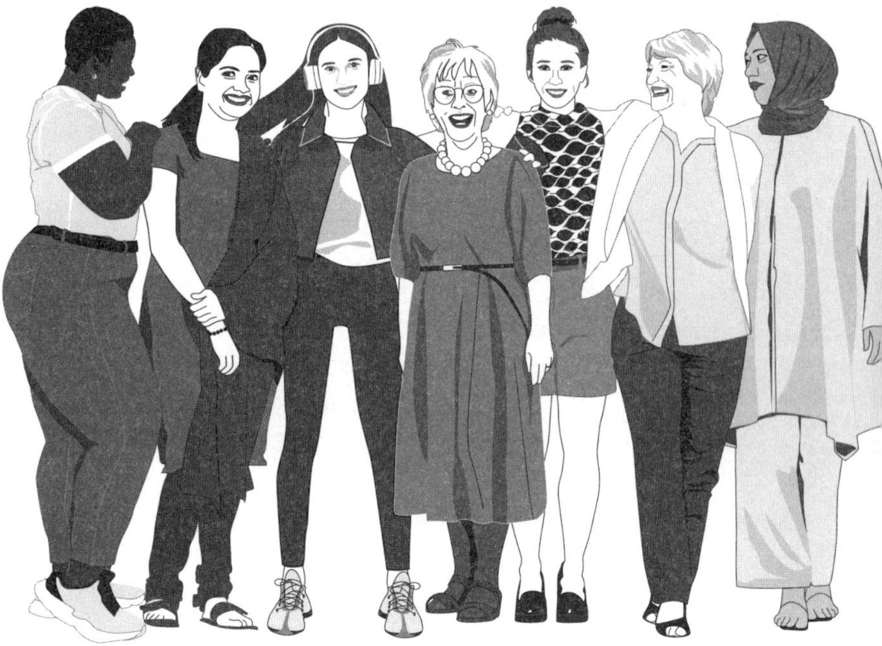

Teil 2

Mitte 30 und plötzlich »in between« – das Hormonkarussell dreht sich

Ich habe anfangs schon erwähnt, dass ich persönlich es problematisch finde, dass wir bei hormonellen Umstellungsphasen im Leben einer Frau eigentlich nur an die Wechseljahre denken. Dabei beginnen die ersten hormonellen Veränderungen bereits in der Prämenopause und damit in den Jahren durchaus noch weit vor den Wechseljahren. Ich verwende den Begriff »Prämenopause« in diesem Zusammenhang allerdings nicht ganz so gern, weil er eigentlich den gesamten fertilen Zeitraum im Leben einer Frau beschreibt – von der Pubertät bis zur Perimenopause. Ich bezeichne diese Lebensphase zwischen Mitte dreißig und Mitte vierzig darum lieber als »in between«, irgendwie »dazwischen«.

Während meiner täglichen Arbeit treffe ich viele Frauen in dieser Altersspanne, die manchmal richtiggehend verzweifelt sind, weil sie spüren, dass sich etwas verändert, sie aber selbst nicht einordnen können, was der Ursprung ist. Sie berichten von kürzeren Zyklen, einer immer stärkeren Blutung, Brustspannen, Wassereinlagerungen, einer ausgeprägten PMS-Symptomatik, Schlafstörungen, Energielosigkeit und depressiven Verstimmungen. Einige Frauen sagen, dass es nur noch wenige Tage innerhalb des Zyklus gäbe, an denen sie sich körperlich und seelisch wirklich wohlfühlten.

Am liebsten würde ich sie alle erst einmal in den Arm nehmen. Ich fühle ihren Leidensdruck, gepaart mit der Verzweiflung, weil sie auch von ärztlicher Seite immer wieder hören, dass sie für die Wechseljahre noch viel zu jung seien. Möglicherweise wurde sogar bereits eine Hormonanalyse durchgeführt, die »bestätigt« hat, dass alles in bester Ordnung ist.

Dabei *ist* hormonell schon ganz schön viel los! Um verstehen zu können, was bereits ab Mitte dreißig passiert, lohnt es sich, sich die folgende Grafik einmal genauer anzuschauen.

Der Verlauf unserer Hormone über die Jahre

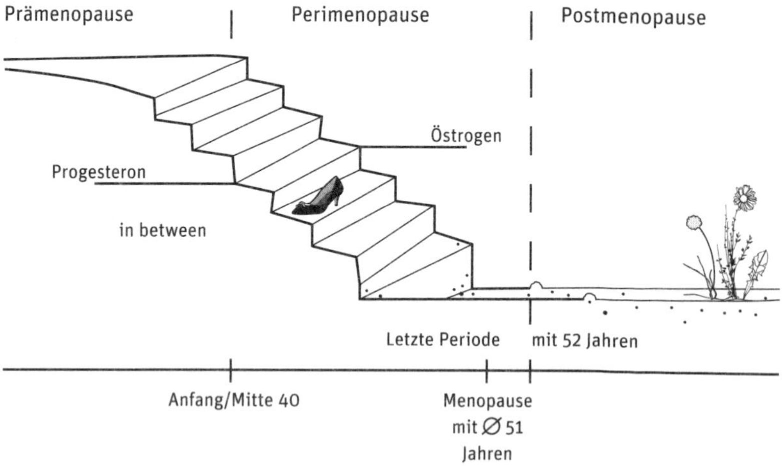

Wir Frauen kommen mit einem Geschenk auf die Welt: unseren Eizellen. Sie befinden sich bereits bei der Geburt, wie in einer Art Depot, in unseren Eierstöcken. Unvorstellbare ein bis zwei Millionen Eizellen werden uns zunächst mit auf den Weg gegeben. Davon schaffen es dann etwa 300000 bis 500000 bis zu unserer Pubertät, der Rest verkümmert. Mit dem Beginn der Pubertät kommt es schließlich zu (mehr oder weniger) regelmäßigen Eisprüngen und damit zum Beginn unserer Fertilität. Übrigens haben wir natürlich letztendlich nicht zwischen 300000 und 500000 Eisprünge in unserem Leben. Auch hier leistet die Natur ganze Arbeit und selektiert einen großen Teil der angelegten Eizellen aus. Der Körper trifft also eine ganz natürliche Auswahl und erhält vor allem die Eizellen, die das größte Potenzial für eine gesunde Entwicklung haben – ganz schön clever!

Im Gegensatz zu Männern, die bis ins hohe Alter täglich neue Spermien produzieren können, ist unsere Eizellreserve also festgelegt. Wir sind nicht in der Lage, neue Eizellen zu bilden. Je älter wir also werden, desto mehr Eizellen haben wir bereits freigesetzt und desto näher kommen wir dem Zeitpunkt, an dem sie »aufgebraucht« sind. Ab Mitte dreißig switcht der weibliche Körper deshalb öfter in eine Art »Sparmodus« um – er lässt den Eisprung immer mal wieder (und immer öfter) einfach aus. Ohne Eisprung kein Gelbkörper, ohne Gelbkörper kein Gelbkörperhormon, also kein Progesteron. Das Östrogen bleibt bis in die Perimenopause dagegen noch relativ stabil. Was daraus folgt, ist eine relative Östrogendominanz bei bestehendem Progesteronmangel, die eine Reihe von sehr unangenehmen Symptomen verursachen kann.

Die Symptome eines Progesteronmangels

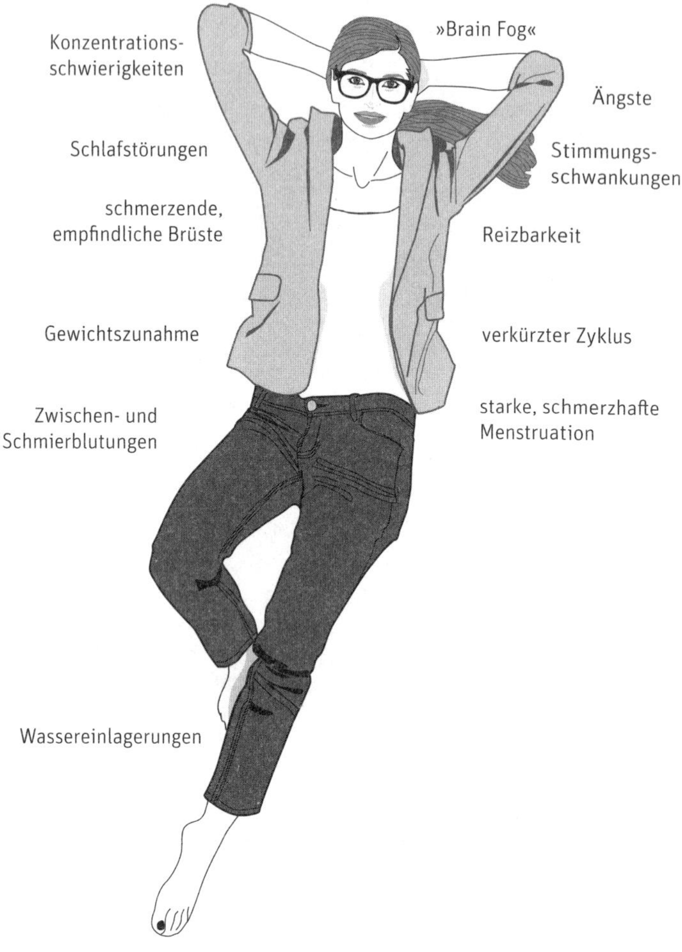
Konzentrations-
schwierigkeiten
»Brain Fog«
Ängste
Schlafstörungen
Stimmungs-
schwankungen
schmerzende,
empfindliche Brüste
Reizbarkeit
Gewichtszunahme
verkürzter Zyklus
Zwischen- und
Schmierblutungen
starke, schmerzhafte
Menstruation
Wassereinlagerungen

Hormonelle Veränderungen »in between«

»In between« ist also hormonell schon so einiges los oder besser gesagt: im Ungleichgewicht. Und das kann erhebliche Beschwerden verursachen. Hinzu kommt, dass die Symptome bei so »jungen« Frauen häufig noch nicht mit den ersten hormonellen Veränderungen in Verbindung gebracht und stattdessen auf Stress und die Psyche geschoben werden. Deshalb ist es mir so wichtig, die betroffenen Frauen *selbst* für die »in between«-Phase zu sensibilisieren, damit sie ihre Beschwerden richtig deuten und einordnen können.

FRAGE: Ich bin 39 Jahre und merke, dass sich hormonell etwas bei mir verändert. Mein Zyklus ist zwar noch regelmäßig, hat sich mittlerweile aber auf 24 Tage verkürzt. Meine Menstruation ist sehr stark, und ich fühle mich insgesamt total energielos. Außerdem leide ich zwar nicht jeden Monat, aber immer wieder unter starken Stimmungsschwankungen, vor allem kurz vor der Blutung. Meine Frauenärztin sagt, ich sei viel zu jung für hormonelle Veränderungen und es sei wahrscheinlich der Stress. Sie hat mir außerdem Blut abgenommen und mir gesagt, dass meine Hormone völlig in Ordnung seien. Bilde ich mir also alles nur ein?

ANTWORT: Nein, das ist keinesfalls Einbildung! Denn bereits in diesem Alter findet eine hormonelle Umstellung statt. Was die Frauenärztin wohl meint, ist, dass es sich hierbei noch nicht um die Wechseljahre handelt. Rein statistisch gesehen ist es dafür nämlich noch etwas zu früh.

Die Blutung ist außerdem regelmäßig, und die Hormonanalyse hat zudem gezeigt, dass noch kein gravierender Hormonmangel vorliegt. Ich gehe also auch nicht davon aus, dass es sich um vorzeitige Wechseljahre handelt (siehe Seite 92). Sicherlich aber befindest du dich in der »in between«-Zeit, also der Phase, in der es immer häufiger zu Zyklen ohne Eisprung kommt und der Progesteronspiegel deshalb immer mal wieder eine Talfahrt macht. Ganz typisch hierfür ist, dass die Hormonanalyse keine Auffälligkeiten zeigt. Vermutlich wurde das Blut nämlich in einem Zyklus abgenommen, in dem ganz regulär eine Ovulation stattgefunden hat.

Bei Frauen »in between« muss darum aber gelten: Die Beschwerdesymptomatik »schlägt« die Hormonwerte. Um die Diagnose »in between« zu erleichtern, ist es absolut sinnvoll, ein »Zyklustagebuch« oder einen »Zykluskalender« zu führen. Neben den Zyklusveränderungen (kürzerer Zyklus, oft längere und stärkere Blutung) treten nämlich die meisten Beschwerden in der zweiten Zyklushälfte auf. Also dann, wenn eine relative Östrogendominanz vorliegt, weil aufgrund des ausgebliebenen Eisprungs kein Progesteron gebildet wurde.

Der Vollständigkeit halber möchte ich noch einmal erwähnen, dass viele Beschwerden, wie zum Beispiel Schlafstörungen und depressive Verstimmungen, zwar ihren hormonellen Ursprung in der zweiten Zyklushälfte haben, sich dann aber irgendwann davon loslösen können. Umso wichtiger ist es meines Erachtens, dass alle Frauen frühzeitig(!) über bevorstehende hormonelle Veränderungen (nicht erst in den Wechseljahren!) aufgeklärt werden. Ich wünsche mir, dass sich irgendwann keine Frau Ende dreißig mehr anhören muss, dass sie dafür noch viel zu jung sei, und deshalb an ihrer eigenen Empfindung zweifelt.

FRAGE: Das Verrückte ist, dass es mir, 43 Jahre, nicht in jedem Zyklus schlecht geht! Mir geht es oft mehrere Monate gut, und dann plötzlich habe ich wieder das Gefühl, mitten im Hormonkarussell zu sitzen. Kann das sein?

ANTWORT: Das kann sogar sehr gut sein. Und es hat überhaupt nichts mit Verrücktsein zu tun. Das ist »in between«! Wir haben gerade eben darüber gesprochen: Mit steigendem Alter kommt es immer häufiger zu anovulatorischen Zyklen: Der Eisprung fällt einfach aus. Weißt du noch: Bei fehlender Ovulation wird kein Gelbkörper gebildet, sodass wiederum auch kein Progesteron vorhanden ist. Das wiederum verursacht genau die Beschwerden, die für die »in between«-Phase typisch sind. Da sich die Frauen aber noch nicht in der Postmenopause befinden, in der die Eierstöcke wirklich komplett in den Ruhestand gegangen sind, ist die Wahrscheinlichkeit hoch, dass im nächsten oder übernächsten Zyklus wieder ein ganz normaler Eisprung stattfindet und deshalb dann keine Beschwerden auftreten.

Genau das macht es (leider) häufig schwierig für die betroffenen Frauen, medizinisch ernst genommen zu werden: Die Beschwerden sind einerseits meist nicht dauerhaft und können deshalb schnell übergangen, andererseits können sie leicht verschiedenen Lebensumständen (Stress, Infektionen usw.) zugeschrieben werden.

FRAGE: Seit einigen Monaten blute ich kaum noch. Mir tut mein ganzer Körper weh, und ich bin total energielos. Außerdem schwitze ich so stark, dass ich mich schon dafür schäme. Meine Haare sind viel dünner geworden, und meine Haut wirkt irgendwie alt. Kann es sein, dass ich, 36, besonders früh in die Wech-

seljahre gekommen bin? Gibt es so etwas wie vorzeitige Wechseljahre überhaupt?

ANTWORT: Ja, es gibt sie: Frauen, die vorzeitig oder frühzeitig in die Wechseljahre kommen. Und auch hier erlebe ich häufig, dass die Betroffenen durch das medizinische Raster fallen. Um eines direkt vorwegzunehmen: Vor- und frühzeitige Wechseljahre sind nicht gleichzusetzen mit der »in between«-Zeit. Hierbei handelt es sich nämlich um die »echten« Wechseljahre, die besonders früh einsetzen. »Vorzeitig« bedeutet in diesem Fall eine letzte Menstruationsblutung vor dem 40. Lebensjahr, »frühzeitig« vor dem 45. Lebensjahr. Etwa ein Prozent aller Frauen tritt vorzeitig in die Wechseljahre ein. Risikofaktoren dafür sind unter anderem Rauchen, Autoimmunerkrankungen, genetische Veranlagung, Endometriose und Krebstherapien.

Neben den typischen Symptomen wie einer immer unregelmäßiger werdenden und schließlich ausbleibenden Menstruation, Hitzewallungen, Knochen- und Gelenkschmerzen, Schlafstörungen und kognitiven Problemen ist hier der Hormonstatus wegweisend. Er zeigt einen erhöhten FSH-Wert bei erniedrigtem Östrogen- und Progesteronspiegel.

Es passiert leider noch viel zu häufig, dass »jungen« Frauen, die sich bei ihren Frauenärzten und -ärztinnen mit diffusen Beschwerden und einem veränderten Menstruationszyklus vorstellen, erzählt wird, sie seien gestresst und da sei so etwas völlig normal. In Wahrheit sind sie bereits in der Perimenopause und bekommen nicht die medizinische Hilfe, die sie benötigen. Darum: Es schadet nie, einen Hormonstatus durchzuführen, auch auf die Gefahr hin, dass nichts Auffälliges dabei herauskommt.

Frauen, deren Eierstöcke zu früh »in Rente gehen«,

müssen medizinisch nämlich völlig anders beraten werden. Da ist eine individuell angepasste Hormonersatztherapie kein »nice to have«, sondern eine dringend indizierte Therapie, die auch von den Fachgesellschaften genauso empfohlen wird. Ein so früher Hormonmangel steigert nämlich das Risiko für Folgeerkrankungen wie Osteoporose und Herz-Kreislauf-Erkrankungen in solch einem Ausmaß, dass die Betroffenen unbedingt davor geschützt werden müssen.

Wenn also tatsächlich der Verdacht auf vorzeitige Wechseljahre besteht, empfehle ich, natürlich immer neben ausführlicher Anamnese und gynäkologischer Untersuchung, eine Blutentnahme und die Bestimmung von FSH, Estradiol, Progesteron und Testosteron. Auch die Schilddrüsenwerte (TSH, fT3 und fT4) und die Schilddrüsenantikörper (TRAK, TPO-AK und Tg-AK) sollten unbedingt mit kontrolliert werden.

Symptome von »in between«

Das Gute an der »in between«-Phase ist, dass es viele, einfach anzuwendende Tools gibt, um das hormonelle Gleichgewicht wieder herzustellen und die Beschwerden zu lindern. Und das ist nicht einmal wahnsinnig kompliziert, sondern kann sogar richtig Spaß machen! Denn die möglichen Tools wie Ernährung, Mikronährstoffe, Phytopharmaka und/oder Hormone so für sich anzuwenden, wie es ganz individuell passt, hilft dabei, den eigenen Körper (noch) ein bisschen besser kennenzulernen und in sich hineinzufühlen. Quasi eine Reise zu sich selbst.

FRAGE: Warum habe ich mit Anfang 40 plötzlich PMS, und was hilft dagegen?

ANTWORT: PMS, das prämenstruelle Syndrom, ist für viele Frauen verständlicherweise ein echtes Schreckgespenst. Ich kenne viele, die regelrecht Angst vor den prämenstruellen Tagen, manchmal sogar vor der gesamten zweiten Zyklushälfte haben. Es sind Frauen, die mitten im Leben stehen, ihren Alltag wuppen, und dann an diesen Tagen, ohne dass sie irgendwie Einfluss darauf nehmen können, in sich zusammenfallen.

Ich erinnere mich gut an eine Patientin, die völlig verzweifelt vor mir saß, weil sie Angst hatte, ihr Mann könne sie verlassen. Sie erzählte, dass sich ein paar Tage nach dem Eisprung eine Art dunkler Schleier über sie legen würde, den sie einfach nicht abstreifen könne. Neben einer totalen Energielosigkeit und dem Gefühl der Verzweiflung würde sie ungerecht zu ihren Mitmenschen werden, vor allem zu ihrem Mann, wäre regelrecht streitsüchtig und könne sich selbst kaum aushalten. Außerdem fühle sie sich körperlich schlecht, richtiggehend krank. Wenn sie dann anfangen würde zu bluten, wäre der Spuk plötzlich vorbei. Jeden Monat nahm sie sich vor, es diesmal nicht so weit kommen zu lassen. Erfolglos. Ich konnte ihren Schmerz darüber, dass sie gefühlt immer wieder die Kontrolle über sich verlor, regelrecht spüren. Ein Gefühl, das viele meiner PMS-Patientinnen haben. Ohne dass ich Ängste schüren möchte, möchte ich noch kürzlich erschienene Daten aus Schweden erwähnen. Sie zeigen, dass Frauen, die an einem PMS leiden, ein erhöhtes Suizidrisiko aufweisen.[1] Das beweist einmal mehr, wie wichtig es ist, dass wir uns dieses Krankheitsbildes medizinisch und gesellschaftlich annehmen!

Aber was ist das eigentlich, das PMS? Und warum leiden so viele Frauen darunter? Hier muss ich leider mit einer recht unbefriedigenden Antwort beginnen: Wir kennen die genaue Ursache für das prämenstruelle Syndrom nicht. Es gibt verschiedene Erklärungsansätze dafür, alles jedoch eher Vermutungen. Betroffene, die darunter leiden, scheinen sehr sensibel auf vorliegende Hormonschwankungen zu reagieren. Möglicherweise reagieren sie auch besonders auf bestimmte Abbauprodukte des Progesterons. Und auch das Hormon Serotonin scheint eine entscheidende Rolle zu spielen.

Was allerdings besonders interessant ist (und so erlebe ich es auch in meiner täglichen Arbeit): Vor allem Frauen »in between« leiden unter einem prämenstruellen Syndrom. Die meisten der 20 bis 30 Prozent der betroffenen Frauen sind zwischen 30 und 40 Jahre alt, also in einer Phase, in der sich das Hormonverhältnis von Östrogen und Progesteron ändert. Möglicherweise ist es aber auch so, dass sich ein bereits vorhandenes PMS in dieser Phase der Östrogendominanz weiter verstärkt.

Bevor wir über verschiedene Therapiemöglichkeiten sprechen, möchte ich zunächst auf die bunte (und belastende) Symptompalette der Erkrankung eingehen.

Körperliche Symptome des PMS sind u. a.:

- Kopfschmerzen
- Schwindel
- Wassereinlagerungen
- Gewichtszunahme
- Bauchschmerzen
- Brustschmerzen (Mastodynie)
- Blähungen
- Rückenschmerzen

Psychische Symptome des PMS sind u. a.:

- Stimmungsschwankungen
- Reizbarkeit
- Traurigkeit bis hin zur Verzweiflung
- Konzentrationsstörungen
- Angst und Panik
- Energieverlust und Müdigkeit
- Schlafstörungen

Eine Variante des PMS ist das PMDS, das prämenstruelle dysphorische Syndrom. Etwa zwei bis acht Prozent aller fertilen Frauen leiden darunter.[2] Dabei überwiegt die psychische Komponente:

- depressive Verstimmung mit verbundener Hoffnungslosigkeit
- Ängstlichkeit, Anspannung

- Stimmungsschwankungen
- Reizbarkeit, Wut
- Interessenverlust
- Konzentrationsschwierigkeiten
- Energieverlust, leichte Ermüdbarkeit
- Appetitveränderungen (Heißhungerattacken, Verlangen nach Süßigkeiten)
- Schlafstörungen
- Gefühl des Kontrollverlusts
- körperliche Symptome (z.B. Brustspannen, Wassereinlagerungen)

Die Diagnose PMDS kann nach DSM-5 (Klassifikation für psychische Störungen) gestellt werden, wenn mindestens fünf der oben genannten Symptome über die Mehrzahl der Zyklen in den letzten zwölf Monaten bestanden hat. Die Symptome beginnen typischerweise in der Woche vor der Menstruation und klingen innerhalb weniger Tage nach ihrem Einsetzen wieder ab.

Aufgrund der in meinem Beispiel vorher beschriebenen Beschwerden halte ich es aus medizinischer Sicht für möglich, dass bei meiner Patientin ein PMDS vorliegt. Zur allgemeinen Diagnostik dient vor allem ein Zykluskalender, in den die betroffenen Frauen nicht nur den Beginn ihrer Menstruation, sondern alle Symptome innerhalb des Zyklus mit genauem Beginn und Ende eintragen können.

Es gibt verschiedene Therapiemöglichkeiten, auf die ich nun im Einzelnen eingehen möchte. Lass uns zunächst die Therapieoptionen anschauen, die das hormonelle Ungleichgewicht von Östrogen und Progesteron behandeln (welches ja oft für ein PMS bzw. PMDS verantwortlich ist!).

Bei Östrogendominanz/ Progesteronmangel

Zunächst konzentriere ich mich auf die Therapie der relativen Östrogendominanz bei Progesteronmangel in der »in between«-Phase. Da sich in dieser Zeit bei vielen Frauen eine PMS-Symptomatik bemerkbar macht bzw. verstärkt, kann sich allein die Therapie dieses hormonellen Ungleichgewichts deutlich positiv auf das Wohlbefinden der betroffenen Frauen auswirken.

Phytopharmaka

Mönchspfefferfrüchteextrakt: Verstärkt sich in dieser Lebensphase ein PMS oder PMDS bzw. tritt es jetzt das erste Mal auf, empfehle ich, zunächst für drei Monate täglich 40 mg Mönchspfefferfrüchteextrakt einzunehmen. Nach diesen drei Monaten kann die Therapie dann auf die zweite Zyklushälfte bzw. die Woche vor der Menstruation begrenzt werden.

Zwei Dinge sind beim Mönchspfeffer, auch *Agnus castus* genannt, wichtig: Er kann die Libido, also die Lust auf Sex, reduzieren (kein Witz: Die Heilpflanze wurde im Mittelalter in Klöstern verwendet, um die Libido von Mönchen und Nonnen zu hemmen!) und zu einer Erhöhung der Leberwerte führen. Deshalb ist es sinnvoll, die Leberenzyme GOT (AST), GPT (AST) und g-GT nach den ersten drei Therapiemonaten überprüfen zu lassen.

Der Mönchspfeffer hat verschiedene Wirkungsmechanismen. Für unseren »Fall« ist vor allem seine Bindung an den Dopaminrezeptor im Gehirn wichtig, da dadurch der Prolaktinspiegel gesenkt wird. Das wiederum fördert das hormonelle Gleichgewicht von Östrogen und Progesteron, wirkt also zyklusregulierend, und auch das Spannungsgefühl in den Brüsten lässt nach. Vermutet wird außerdem, dass die Heilpflanze eine endorphinartige (Endorphine, das sind die Glückshormone!) und auch eine opioidartige, also schmerzlindernde, Wirkung hat.

Schafgarben- und Frauenmanteltee: Beide Phytopharmaka wirken über verschiedene Mechanismen regulierend bei Progesteronmangel. Je nach Geschmack kann der eine oder der andere Tee bevorzugt werden. Es gibt auch Teemischungen. Ich empfehle in der zweiten Zyklushälfte zwei Tassen pro Tag.

Sojaisoflavone: Soja zählt zu den Phytoöstrogenen, und die sind wahre Alleskönner! Sie wirken bei einer Östrogendominanz antiöstrogen, bei einem Mangel wiederum östrogenartig. Das bedeutet, dass man sie ruhigen Gewissens sowohl »in between« als auch in der Perimenopause »einsetzen« kann.

Bei einer vorliegenden Östrogendominanz empfehle ich 40 bis 80 mg Sojaisoflavone pro Tag. Auch eine sojareiche Ernährung ist jetzt sinnvoll. Deswegen kann zum Beispiel sehr gut Tofu regelmäßig auf dem Speiseplan stehen!

Bioidentische Hormone

Mikronisiertes Progesteron: Der Ausgleich der Östrogendominanz kann zuverlässig mit einer Progesteronsubstitution erfolgen. Ich empfehle, zwischen dem zwölften und 14. Zyklustag mit 100 mg zu starten und dann bei Bedarf auf 200 mg zu steigern. Die Substitution sollte bis zum Einsetzen der Menstruation erfolgen.

Die progesteronhaltigen Arzneimittelprodukte sind Kapseln, die sowohl oral als auch vaginal verwendet werden können. Es gibt allerdings einen Wirkungsunterschied je nach Applikationsart: Bei der oralen Anwendung entsteht durch den sogenannten First-Pass-Effekt in der Leber vermehrt ein Progesteronmetabolit, das Allopregnanolon, der auf ziemlich direktem Weg an die GABA-Rezeptoren im Gehirn andockt. An diese Rezeptoren setzen übrigens auch viele Beruhigungs- und Schlafmittel an. Oral eingenommen wirkt Progesteron darum auf natürliche Art und Weise schlaffördernd. Vaginal appliziert entsteht dieser Effekt nicht in diesem Ausmaß. Je nachdem, ob eine Frau aufgrund ihres PMS oder PMDS nun eher unruhig und schlaflos oder dauermüde und energielos ist, sollte sie also den entsprechenden Applikationsweg wählen.

Hormonelle Verhütungsmittel

Hormonelle Verhütungsmittel können zuverlässig ein hormonelles Ungleichgewicht oder hormonelle Schwankungen beheben. In der »in between«-Phase stehen dafür kombinierte Verhütungsmittel, die sowohl einen Östrogen- als auch einen Gestagenanteil haben, oder reine Gestagenpräparate zur Verfügung. Beide verhindern den Eisprung und sorgen so dafür, dass die Eierstöcke »ruhiggestellt« werden. Dadurch, dass nun kein hormonelles Ungleichgewicht mehr besteht, werden auch PMS-/PMDS-Symptome gelindert. Für viele Frauen in dieser Lebensphase, aber ebenso für viele PMS- und PMDS-Betroffene kann dies eine erhebliche Erleichterung darstellen!

Alle Präparate dieser Art können im Langzeitzyklus verwendet werden, das heißt, es ist nicht nötig, eine Pillenpause zu machen, den Vaginalring oder das Pflaster für eine Woche zu entfernen, damit die Menstruation einsetzt.

Achtung: Eine Gestagenspirale verhindert keinen Eisprung, ist also zur Behandlung von hormonellen Beschwerden, die den gesamten Körper (und die Psyche!) betreffen, nicht geeignet.

Sinnvolle Therapiekombinationen

Einzelne Phytopharmaka können miteinander kombiniert werden. Oft gibt es auch Präparate, die verschiedene pflanzliche Komponenten enthalten und sich gegenseitig sinnvoll unterstützen. Nicht sinnvoll dagegen ist, die hier genannten Phytopharmaka, die hormonell wirksam sind, mit bioidentischen Hormonen oder hormonellen Verhütungsmitteln zu kombinieren. Viel hilft in diesem Fall nicht viel, sondern ist eher kontraproduktiv.

Ein Beispiel: Ich möchte den Zyklus mit Mönchspfefferfrüchteextrakt so regulieren, dass ein regelmäßiger Eisprung stattfindet und in ausreichendem Maße Progesteron gebildet wird. Das ist, in der richtigen Dosierung, eine sehr gute Therapieoption! Dann brauche ich jedoch nicht zusätzlich Progesteron (das könnte schnell zu viel des Guten werden und ist außerdem schlecht steuerbar). Habe ich damit keinen Erfolg, kann ich den Mönchspfefferfrüchteextrakt weglassen (das ist in diesem Fall dann auch sinnvoll für die Leber) und stattdessen direkt Progesteron geben.

Oder: Wenn ich ein hormonelles Verhütungsmittel verwende, das die Eierstöcke ruhigstellt und damit die Hormonschwankungen ausschaltet, dann brauche ich nicht noch Phytopharmaka, die den Zyklus regulieren. Ausnahme: Da die Gestagenspirale hauptsächlich lokal in der Gebärmutter wirkt, kann sie sowohl mit bioidentischem Progesteron als auch mit Phytopharmaka kombiniert werden.

Bei PMS/PMDS (unabhängig von der »in between«-Zeit)

Nun möchte ich auf die gezielte Behandlung des PMS und PMDS eingehen. Diese Therapieansätze können sinnvoll für alle Mädchen und Frauen sein, die darunter leiden und bei denen vermutlich keine relative Östrogendominanz vorliegt. Natürlich können aber auch »in between«-Frauen diese Ansätze mit ihrer Therapie kombinieren. Auch hier können übrigens hormonelle Verhütungsmittel zum Einsatz kommen. Es gibt aber noch weitere Therapieoptionen, die sinnvoll sein können. Ich erlebe zudem immer mehr Frauen, die ungern eine Therapie mit synthetischen Hormonen, also zum Beispiel mit der Pille, durchführen möchten.

Tryptophanhaltige Ernährung: Die Aminosäure Tryptophan ist eine Vorstufe des Botenstoffes Serotonin. Serotonin sorgt dafür, dass wir eine gute Stimmung haben und uns wohlfühlen. Auch Melatonin, das Schlafhormon, wird aus Tryptophan hergestellt. Da ein Serotoninmangel an der Entstehung eines PMS und PMDS beteiligt zu sein scheint, kann sich eine tryptophanhaltige Ernährung positiv auf die Beschwerden auswirken. Geflügel, Käse, Soja *(hello again!)* und auch dunkle Schokolade enthalten beispielsweise Tryptophan.

Mikronährstoffe: Grundsätzlich sollte in jeder weiblichen Lebensphase auf eine ausreichende Mikronährstoffzufuhr geachtet werden. Vor allem Mädchen und Frauen, die eine Kombinationspille einnehmen, sollten das Augenmerk auf eine individuell passende Zufuhr richten, da die Pille ein echter Nährstoffräuber ist. Sie beeinflusst die Aufnahme über den Darm, zudem den Abbau und die Ausscheidung wichtiger Mikronährstoffe. Insbesondere auf eine ausreichende Versorgung mit Vitamin B_6, B_9 und B_{12}, Magnesium, Zink, Vitamin C und E sollte geachtet werden.

Diese Mikronährstoffe sind wirksam bei PMS und PMDS:

- **Vitamin B_6:** kontinuierliche Substitution von 40 bis 100 mg Vitamin B_6/Tag
- **Zink:** kontinuierliche Einnahme von 30 mg Zink/Tag
- **Vitamin C:** tägliche Zufuhr von 150 mg Vitamin C
- **Magnesium:** tägliche Einnahme von 250 mg Magnesium
- **Vitamin D:** Hier geht es in erster Linie darum, einen Mangel zu verhindern. Grundsätzlich wird empfohlen, täglich fünf bis 25 Minuten Sonnenlicht am Tag »zu tanken«. Eine Kontrolle des Vitamin-D-Spiegels ist aus verschiedenen Gründen wichtig, (nicht nur) für »in between«-Frauen (ein Stichwort: »Knochengesundheit«). Aus diesem Grund empfehle ich bereits vor Therapiebeginn eine Blutkontrolle und dann eine individuell passende Dosierung. Wer ohne Kontrolle starten möchte, kann mit 1000 bis 2000 IE pro Tag nicht viel falsch machen.
- **Calcium:** täglich 500 mg Kalzium
- **Omega-3-Fettsäuren:** ein bis zwei g Omega-3-Fettsäuren täglich

Beim PMS und PMDS geht es aber nicht nur um die Verhinderung eines Nährstoffmangels mithilfe ausreichender Dosierungen, sondern hier können Mikronährstoffe in hohen, das heißt therapeutischen Dosierungen eingesetzt werden. Diese Dosierungen haben sich in verschiedenen Studien als wirksam bei der Behandlung der belastenden Symptome erwiesen.

Ein Therapiezyklus sollte auch hier etwa drei Monate dauern. Danach empfehle ich neben der Therapiekontrolle auch die Überprüfung der Spiegel im Blut. Die angestrebten Werte sollten im oberen Normbereich liegen. Damit sie im Anschluss auch genau dort bleiben, sollte die weitere Therapie mit individuell passenden Dosierungen erfolgen.

Weitere Maßnahmen

- **Regelmäßige Entspannungsübungen:** Untersuchungen haben gezeigt, dass gezielte Entspannung, z.B. Meditation, die Beschwerdesymptomatik lindern kann.
- **Körperliche Bewegung:** Sport fördert die Durchblutung, wirkt ausschwemmend und schmerzlindernd. Außerdem werden durch körperliche Aktivität wichtige »Glückshormone« ausgeschüttet.
- **Verzicht auf Alkohol, Nikotin und Kaffee**
- **Entwässerung:** Sind die Wassereinlagerungen gravierend, besteht die Möglichkeit der medikamentösen Entwässerung.
- **Antidepressive Therapie:** Wenn ich in der Frauenheilkunde eine Therapiemöglichkeit mit Antidepressiva erwähne, stößt das bei einigen Menschen auf Unmut. Ich kann das verstehen, möchte aber unbedingt erwäh-

nen, dass es keinesfalls darum geht, die betroffenen Frauen mit »Glückspillen« ruhigzustellen. Vielmehr kann bei einem großen Leidensdruck und dem Versagen anderer Therapiemaßnahmen eine ärztlich begleitete Therapie zum Beispiel mit einem Serotonin-Wiederaufnahme-Hemmer (SSRI) ein großer Segen für die betroffene Frau sein. Gerade dann, wenn Depressionen und Ängste die Lebensqualität beeinträchtigen, den Alltag erheblich erschweren, kann eine antidepressive Medikation sinnvoll sein.

Sinnvolle Therapiekombinationen

Es können alle Therapie-Puzzleteile zusammengesetzt werden.

FRAGE: Meine Brust spannt total. Ich (41 Jahre alt) kann kurz vor meiner Periode nicht einmal mehr meine Kinder umarmen, weil sie so wehtut! Was ist denn da los?

ANTWORT: Brustspannen, Brustziehen – wenn dann auch noch das Brustvolumen zunimmt, kann es richtig unangenehm werden! Eine Patientin sagte mal zu mir: »Vor meiner Menstruation fühle ich mich so, als ob ich nur noch aus Busen bestehe!«, und ich kann mir vorstellen, dass sich Frauen, die ebenfalls darunter leiden, sich in dieser Beschreibung sehr gut wiederfinden.

Was passiert da genau? Auch hier geht es um die beiden Sexualhormone Östrogen und Progesteron bzw. ihr Verhältnis zueinander. Denn genau das ist die »in between«-Phase: Es kommt immer wieder zu einer relativen Östrogendominanz bei einem Progesteronmangel. Östrogen sorgt dafür, dass das Brustdrüsengewebe anschwillt und sich dort vermehrt Flüssigkeit einlagert. Normalerweise wirkt Progesteron als Gegenspieler abschwellend und wasserausscheidend. Fehlt es, kann Östrogen ganze Arbeit leisten, und die Brust wird nicht nur größer, sondern auch schmerzempfindlicher.

Zum Glück gibt es sehr gute Therapiemöglichkeiten, die zuverlässig helfen!

Das hilft gegen Mastodynie (Brustschmerz):

- **Mönchspfefferfrüchteextrakt:** Drei Monate täglich 3,2 bis 4,8 mg Mönchspfefferfrüchteextrakt einnehmen, dann pausieren und den Therapieerfolg kontrollieren. Bei Bedarf erneuter Therapiezyklus für drei Monate.
- **Phytoöstrogenhaltige Ernährung:** Vor allem in der zweiten Zyklushälfte sollten zum Beispiel Soja, Tofu und Hülsenfrüchte auf dem Speiseplan stehen.
- **Schwarzkümmelöl**: Zweimal täglich in die Brust einmassieren.
- **1-prozentiges Progesterongel:** Einmal täglich in die Brust einmassieren.
- **Omega-3-Fettsäuren:** Täglich 300 mg Omega-3 (180 mg EPA und 120 mg DHA) einnehmen.
- **Mikronisiertes Progesteron:** 100 bis 200 mg in der zweiten Zyklushälfte einnehmen. Wenn zusätzlich Schlafstörungen vorliegen, dann die Progesterondosis 30 Minuten vor dem Schlafengehen oral einnehmen.
- **Gestagenpille**

Sinnvolle Therapiekombinationen

Im Grunde gilt hier das Gleiche wie bei der Therapie des PMS und des PMDS: Phytopharmaka, Mikronährstoffe und auch die lokale Progesterongel-Therapie passen sehr gut zusammen. Eine gemeinsame Therapie der Gestagenpille und des mikronisierten Progesterons empfehle ich nicht, allerdings kann das Progesterongel, da es ja lokal begrenzt wirkt, zusätzlich zur Gestagenpille und auch zusätzlich zum oral oder vaginal verabreichten Progesteron verwendet werden.

Außerdem gilt:

- kein Kaffee, keine Schokolade und keine koffeinhaltigen Tees (die darin enthaltenen Methylxanthine können das Brustspannen verstärken!)
- Brust kühlen
- gut sitzender BH, der den Busen sicher hält und stützt
- Entspannungsübungen
- körperliche Bewegung (unbedingt mit gut sitzendem Sport-BH!)
- bei Bedarf Schmerzmittel, bestenfalls als Gel, z.B. Diclofenac-Gel

FRAGE: Warum ist mein Zyklus auf einmal so kurz, und warum blute ich so stark während meiner Menstruation? Gibt es etwas, das ich, 44 Jahre alt, dagegen tun kann?

ANTWORT: Viele Frauen »in between« und in den Wechseljahren leiden nicht nur unter häufigeren

Menstruationsblutungen, da ihre Zyklusdauer sich verkürzt, sondern auch unter stärkeren Blutungen. Von einer zu starken Blutung, einer Hypermenorrhoe, spricht man, wenn während der Periode mehr als 80 ml Blut verloren werden. Die Folge ist oft ein Eisenmangel, der dafür sorgt, dass sich die Betroffenen müde, schlapp und energielos fühlen. Allein deshalb ist eine adäquate Therapie so wichtig!

Aber der Reihe nach. Gehen wir erst einmal zusammen auf Ursachensuche: Das Hormon Östrogen sorgt natürlicherweise dafür, dass sich in der ersten Zyklushälfte die Gebärmutterschleimhaut, das Endometrium, aufbaut. In der zweiten Zyklushälfte bekommt es Unterstützung vom Progesteron, das die Schleimhaut stabilisiert und festigt. Schließlich soll sich eine befruchtete Eizelle dort sicher einnisten können. Durch die in diesem Alter typischerweise vorliegende Östrogendominanz bei niedrigem Progesteronspiegel wird die Gebärmutterschleimhaut mehr stimuliert als stabilisiert. Und deshalb »fällt« sie irgendwann, in der Regel einige Tage früher als sonst, in sich zusammen und blutet mit einer stärkeren Blutung ab.

Früher wurden Frauen in solchen Situationen sehr radikal operiert. Da wurden nicht selten neben der Gebärmutter auch direkt die Eierstöcke mit entfernt. »Wo nichts ist, da kann auch nichts Bösartiges wachsen«, war die Devise – mit gravierenden gesundheitlichen Folgen für Millionen Frauen. Zum Glück sind wir heute schlauer, und es gibt effektive Therapiemöglichkeiten.

Ich erlebe häufig, dass den betroffenen Frauen »nur« ein hormonelles Verhütungsmittel angeboten wird. In der Tat kann das eine sinnvolle Therapieoption sein, allerdings gibt es weitaus mehr Alternativen.

Leide ich unter Hypermenorrhoe?

Um zu erfahren, ob deine Menstruationsblutung sehr stark ist, können diese Fragen hilfreich sein:

1. Musst du deine Binde oder deinen Tampon alle ein bis zwei Stunden wechseln?
2. Muss deine Menstruationstasse schon nach wenigen Stunden geleert werden?
3. Gehen mit dem Menstruationsblut auch größere Blutkoagel (gallertartige Blutblasen) ab?
4. Fühlst du dich während deiner Menstruation müde, schlapp und kraftlos?

Je häufiger du mit Ja antwortest, desto wahrscheinlicher ist es, dass deine Menstruation zu stark ist. In diesem Fall ist es ratsam, dass du mit deiner Gynäkologin oder deinem Gynäkologen darüber sprichst.

Zunächst möchte ich Therapien aufzeigen, die den Zyklus wieder etwas verlängern können.

Phytopharmaka

- **Mönchspfefferfrüchteextrakt:** Täglich 40 mg Mönchspfefferfrüchteextrakt für drei Monate einnehmen, einen Monat pausieren und den Therapieerfolg kontrollieren. Wenn gewünscht, weitere Therapiezyklen à drei Monate anschließen, dazwischen jeweils einen Monat Pause einlegen.

- **Schafgarben- und Frauenmanteltee:** In der zweiten Zyklushälfte zwei Tassen täglich trinken.
- **Phytoöstrogenhaltige Ernährung:** Vor allem in der zweiten Zyklushälfte auf Soja & Co. setzen.

Bioidentisches Hormon

- **Mikronisiertes Progesteron:** Ab der Zyklusmitte bis zur Blutung 100 bis 200 mg Progesteron oral (schlaffördernd!) oder vaginal verwenden.

Hormonelle Verhütungsmittel

- **Kombinierte Verhütungsmittel:** Präparate, die sowohl einen Östrogen- als auch einen Gestagenanteil haben, können bei einem sehr kurzen Zyklus sinnvoll sein. Besonders dann, wenn auch ein Verhütungswunsch besteht.
- **Reine Gestagenpräparate:** Eine zu häufige Menstruationsblutung kann auch mit reinen Gestagenpräparaten wie der Gestagenpille oder der Gestagenspirale behandelt werden. Die Präparate verlängern den Zyklus nicht wirklich, denn die Pille wird ohne Pause eingenommen, und die Hormonspirale gibt durchgehend Gestagen ab. Viele Frauen, die Gestagenpräparate verwenden, bluten gar nicht mehr oder haben immer mal wieder höchstens eine Schmierblutung.

Diese Therapiemöglichkeiten helfen bei einer sehr starken Menstruationsblutung:

Phytopharmaka

- **Mönchspfefferfrüchteextrakt:** Für drei Monate täglich 40 mg Mönchspfefferfrüchteextrakt einnehmen. Ich empfehle immer eine Kontrolle des Therapieerfolges nach einem dreimonatigen Zyklus. Bei Bedarf können dann nach einer einmonatigen Pause weitere Therapiezyklen angeschlossen werden.

Teemischung:
30 g Hirtentäschel
30 g Schafgarbe
20 g Gänsefingerkraut
20 g Frauenmantel

Eine solche 100-g-Mischung kann in einigen Apotheken aus hochwertigen Arzneipflanzen hergestellt werden. Der Tee sollte mit kochendem Wasser aufgegossen werden und sieben Minuten abgedeckt ziehen (damit die ätherischen Öle nicht verdunsten). Für zwei Monate täglich eine Tasse trinken, anschließend nur noch während der Menstruation.

Mikronährstoffe

- **Eisen:** Durch einen erhöhten Blutverlust kann es schnell zu einer Eisenmangelanämie kommen. Diese wird diagnostiziert, indem man folgende Blutwerte bestimmt: Eisen, Ferritin, Transferrin und die Transferrin-Sättigung.

Grundsätzlich wird empfohlen, täglich 15 mg Eisen aufzunehmen. Bei einem vorliegenden Mangel wird natürlich mit höheren Dosierungen gearbeitet. Eisen wird am besten in Verbindung mit Vitamin C vom Körper aufgenommen. Deswegen sollten Eisenpräparate immer mit einem Glas Fruchtsaft oder Ähnlichem eingenommen werden. Eisen und Magnesium wiederum behindern sich gegenseitig bei der Aufnahme. Bitte also diese Kombination meiden. Eisenpräparate sollten übrigens auch nicht zusammen mit Kaffee und tanninhaltigen Tees eingenommen werden, da auch hier eine Hemmung der Aufnahme auftreten kann. Ein Zeitabstand von ein bis zwei Stunden ist zu beachten.

- **Vitamin E:** Beginn mit der Einnahme von zweimal 200 mg Vitamin E zwei Tage vor dem Menstruationsbeginn bis zum dritten Blutungstag.

Bioidentische Hormone

- **Mikronisiertes Progesteron:** Ab der Zyklusmitte bis zur Blutung 100 bis 200 mg Progesteron oral (schlaffördernd!) oder vaginal substituieren.

Hormonelle Verhütungsmittel

- **kombinierte Verhütungsmittel** (siehe oben)
- **reine Gestagenpräparate** (siehe oben)

Medikamentöse Therapie

- **Tranexamsäure:** Soll eine starke Menstruationsblutung akut verringert werden, kann Tranexamsäure zum Einsatz kommen. Sie fördert die Blutgerinnung und kann so den Blutverlust reduzieren. Empfohlen werden 1000 bis 1500 mg dreimal täglich an starken Menstruationstagen. Höhere Dosen als 6 g täglich bitte nicht einnehmen.

Operative Maßnahmen

- **Ausschabung der Gebärmutter:** Hierbei wird die aufgebaute Gebärmutterschleimhaut abgetragen.
- **Endometriumablation bzw. »Goldnetz-Methode«:** Auch eine Verödung der Gebärmutterschleimhaut kann sinnvoll sein.

Sinnvolle Therapiekombinationen

Was die Kombinationsmöglichkeiten von Phytopharmaka, Mikronährstoffen und Hormonen angeht, gilt das Gleiche wie bei den bereits besprochenen Krankheitsbildern. Eine sinnvolle Kombination kann eine operative Maßnahme mit anschließender hormoneller Therapie sein, also zunächst die Gebärmutter von der hochaufgebauten Gebärmutterschleimhaut mittels Ausschabung »zu befreien« und dann zum Beispiel eine Gestagenspirale einzulegen.

FRAGE: Ich, 42 Jahre alt, habe plötzlich Allergien und Intoleranzen? Das ist seltsam und nervt total!

ANTWORT: Ganz häufig erlebe ich in meiner Sprechstunde Patientinnen, die mir eher beiläufig berichten, dass sie in der Altersspanne »in between« auf einmal eine Histaminintoleranz entwickelt haben. Einige Frauen erzählen mir außerdem von einem »wie aus dem Nichts« aufgetauchten Heuschnupfen. Auch hier wird selten an einen hormonellen Zusammenhang gedacht. Das ist schade, denn es würde nicht nur dabei helfen, die Symptome besser zu verstehen, sondern auch dabei, sie direkt behandeln zu können.

Schauen wir uns, um das zu verstehen, unser Immunsystem genauer an: Es besteht aus vielen verschiedenen Abwehrzellen, unter anderem den Mastzellen. Die Mastzellen schütten, wenn sie aktiviert werden, Histamin aus. Der Botenstoff Histamin wiederum hat in unserem Körper viele wichtige Aufgaben. Er reguliert zum Beispiel unseren Blutdruck, steuert die Ausschüttung unseres Magensaftes und beeinflusst positiv unser Gedächtnis. Wird unser Körper allerdings zu viel Histamin ausgesetzt, kann es zu unangenehmen Symptomen kommen. Dazu zählen Hautrötungen und Juckreiz, Blähungen und Verdauungsbeschwerden, Herzrasen, Atembeschwerden und Kopfschmerzen.

Was hat das Ganze nun mit unseren Hormonen zu tun? Nun, in unserer »in between«-Phase kommt es, wie wir mittlerweile wissen, zu einer relativen Östrogendominanz bei niedrigem Progesteronspiegel. Die Mastzellen besitzen sowohl für Östrogen als auch für Progesteron Rezeptoren, also Andockstellen. Östrogen sorgt dafür, dass die Mastzellen vermehrt Histamin ausschütten, Progesteron dagegen stabilisiert sie und verhindert damit die vermehrte Ausschüttung. »In between« sind die Mastzellen durch das hormonelle Ungleichgewicht sowieso schon vermehrt in Alarmbereitschaft. Kommen jetzt noch weitere Trigger wie histaminhaltige Nahrungsmittel oder Pollen hinzu und reagieren die Mastzellen mit einer zusätzlichen Histaminausschüttung, leiden viele Frauen plötzlich unter Beschwerden. Gerade meinen Patientinnen, die ein allergisches Asthma haben, geht es nun häufig schlechter. Natürlich bedarf es hier einer antiasthmatischen Therapie, aber auch der Ausgleich des Progesteronmangels ist eine wichtige Behandlungsoption. Dazu eignen sich, wie allgemein bei der Östrogendominanz, die Substitution von bioidentischem, mikronisiertem Progesteron in der zweiten Zyklushälfte, aber auch Phytopharmaka wie Frauenmantel und Schafgarbe (zwei Tassen pro Tag in der zweiten Zyklushälfte).

Verhütung und Kinderwunsch – Entscheidungen für die Zukunft

Verhütung und Kinderwunsch – zwei Themen, die Frauen während ihrer fertilen Lebensphase intensiv beschäftigen. Jeden Tag suchen mich Frauen »in between« auf, weil sie grundlegende Fragen zu diesen beiden Themen haben. Klar, in dieser Altersspanne rücken diese Fragestellungen noch einmal ganz anders in den Fokus. Viele Verhütungsmittel bergen, je älter wir werden, zunehmende Risiken. Kann eine Kombinationspille jetzt bedenkenlos weiter genommen werden? Oder sollte nun ein Wechsel erfolgen? Und außerdem: Wenn grundsätzlich ein Kinderwunsch besteht, sollte dieser nicht mehr allzu lange vor sich hergeschoben werden. Oder? Gerade das Thema »Kinderwunsch« ist ja mit ganz existenziellen Entscheidungen verbunden, die »in between« plötzlich sehr präsent werden können: *Möchte ich überhaupt Mutter werden? Wenn ja, wann ist für mich der richtige Zeitpunkt? Und was kann ich in der Zwischenzeit oder grundsätzlich tun, um nicht schwanger zu werden?*

Auch hier halte ich es für enorm wichtig, dass Frauen gut aufgeklärt sind, damit sie eine für sich passende Entscheidung treffen können. Beim Thema »Verhütung« bedeutet das zum Beispiel, kein (unnötiges) Risiko für Thrombosen oder gar Embolien einzugehen, beim Thema »Kinderwunsch« einen ganz realistischen Blick auf die eigene Fruchtbarkeit zu haben.

Schauen wir uns auch das einmal genauer an.

FRAGE: Ist es medizinisch unbedenklich, mit Ende dreißig immer noch die Pille zu nehmen oder gibt es jetzt ein passenderes Verhütungsmittel für mich?

ANTWORT: Das ist eine Frage, die ich sehr oft gestellt bekomme. Es gibt hier leider, wie so oft, keine ganz eindeutige Antwort. Meistens werde ich ganz konkret nach einem Verhütungsmittel gefragt, das sowohl Östrogen als auch ein Gestagen enthält. Ein solches Kombinationspräparat ist übrigens nicht nur die Pille, sondern auch der Vaginalring oder das Verhütungspflaster. Diese Art der Verhütungsmittel können aber das Risiko für Thrombosen und Embolien erhöhen. Nun steigt das natürliche Risiko für diese thromboembolischen Ereignisse mit dem Alter sowieso zusätzlich an. Tatsächlich kann es darum irgendwann sinnvoll sein, auf Kombinationspräparate zu verzichten.

Dafür gibt es aber kein festgelegtes Alter. Zudem hängt das persönliche Risiko auch von anderen Faktoren, wie einem möglicherweise vorliegenden Übergewicht, Nikotinabusus und anderen kardiovaskulären Erkrankungen, ab.

»In between«-Frauen, die kein Risiko eingehen möchten bzw. die durch einen zusätzlichen Risikofaktor besonders gefährdet sind, stelle ich deshalb auf reine Gestagenpräparate um oder auf Kombinationspräparate, die einen bioidentischen, also natürlichen, Östrogenanteil haben.

Natürlich gibt es auch hormonfreie Verhütungsmöglichkeiten. Ich möchte allerdings nicht unerwähnt lassen, dass eine Kupferspirale die Menstruationsblutung nicht nur stärker, sondern auch schmerzhafter machen kann. Darüber kläre ich Frauen »in between« und in den Wechseljahren sehr genau auf.

Außerdem ist wichtig: Die NFP (Natürliche Familienplanung), bei der die Körpertemperatur und die Veränderungen des Zervixschleims beobachtet werden, kann in Phasen der Östrogendominanz unzuverlässiger sein.

Ein klares Nein von mir als Gynäkologin für Frauen ab 40 Jahren gibt es für die gestagenhaltige Dreimonatsspritze. Sie verringert die Knochendichte und sollte deshalb ab diesem Alter vermieden werden.

Ich möchte die Frage als Gelegenheit nutzen, ganz allgemein etwas über hormonelle Verhütungsmittel zu sagen. Viele bekommen es gerade mit: Pille & Co. sind mittlerweile regelrecht verpönt. Es gibt eine ganze Bewegung, die hormonelle Kontrazeptiva im Gesamten ablehnt.

Zunächst ist es sehr gut (und längst überfällig), dass die Verschreibung der Pille kritisch hinterfragt wird. Schließlich wurde sie jahrzehntelang als »Lifestylepräparat« verordnet, oft ohne ausreichende medizinische Aufklärung, derer es bei der Verschreibung eines Medikaments eigentlich bedarf. Denn ja, das ist es, was die Pille (und auch der Vaginalring und das Verhütungspflaster) ist: ein Medikament.

Und dennoch fällt es mir als Gynäkologin schwer, zu beobachten, dass sich mittlerweile eine totale Abwehrhaltung gegenüber hormonellen Verhütungsmitteln entwickelt hat. Sie haben nämlich im Rahmen der Frauengesundheit ihre Berechtigung. Nicht nur, dass sie Frauen dabei geholfen haben, ihre Sexualität freier ausleben zu können, nein, sie sind auch wichtiger Bestandteil vieler gynäkologischer Therapien. Ich wünsche mir deshalb, wie in vielen Bereichen der Medizin, kein Schwarz-Weiß-Denken, sondern eine realistische Darstellung, Erwartungshaltung und einen verantwortungsvollen Umgang. Dazu gehört auch, Mädchen und Frauen darüber aufzuklären, dass vor allem oral eingenommene Östrogen- und Gestagenpräparate wahre Nährstoffräuber sind. Dies liegt insbesondere an der synthetischen Östrogenkomponente. Sie beeinflusst unter anderem die Aufnahmefunktion des Darms und die Ausscheidungsfunktion der Niere, außerdem die Stoffwechselfunktion der Leber.

Deshalb sollten Pillenanwenderinnen besonders auf die ausreichende Zufuhr von Vitamin B_6, B_9 (Folate/Folsäure), B_{12}, Vitamin C und E, Magnesium, Zink und Selen achten.

FRAGE: Ich bin 36 und höre meine biologische Uhr ganz laut ticken – mir fehlt aber der »passende« Vater. Ich habe davon gehört, dass es möglich ist, seine Eizellen einfrieren zu lassen. Wäre das bei mir sinnvoll? Und wie funktioniert das überhaupt?

ANTWORT: Die biologische Uhr – für viele Frauen ab Mitte dreißig ein absolutes Reizthema. Wenn sie nicht selbst gerade darüber nachdenken, werden sie von zum Teil fremden Menschen gefragt, wann denn nun endlich das erste Kind komme.

So, wie du die Frage stellst, scheint grundsätzlich ein Kinderwunsch vorzuliegen, aber der Partner dazu zu fehlen. Hier kommt das Thema »Social Freezing« ins Spiel: Ein Verfahren, bei dem die Eizellen entnommen und eingefroren werden, um sich den Kinderwunsch zu einem späteren Zeitpunkt erfüllen zu können. Zunächst erfolgt eine Stimulationstherapie der Eierstöcke, damit gleichzeitig mehrere Eizellen heranreifen, die entnommen werden können. Nach der Entnahme werden die Eizellen in flüssigem Stickstoff bei fast minus 200 Grad eingelagert. Sie können, wenn der Zeitpunkt reif ist, wieder aufgetaut werden. Das hört sich für viele Frauen fast zu schön an, um wahr zu sein.

Es gibt allerdings zwei Haken, die ich nicht unerwähnt lassen möchte. Erstens muss diese Prozedur, wenn sie nicht medizinisch indiziert ist (z.B. vor einer Krebsbehandlung), selbst gezahlt werden. Die Kosten sind nicht zu unterschätzen und belaufen sich in der Regel auf mehrere Tausend Euro. Und zweitens sollte, wenn irgendwie möglich, ein Zeitfenster eingehalten werden, damit das Ganze letztendlich auch von Erfolg bzw. von einem Kind gekrönt wird. Als ideales Alter für »Social Freezing« wird von Experten und Expertinnen die Spanne zwischen 20 und 35 Jahren angegeben, da in dieser Zeit sowohl die Qualität als auch die Anzahl der Eizellen optimal ist. Das bedeutet nicht, dass es für dich zu spät ist! Die Entnahme und das Einfrieren sind auch zwischen 35 und 40 Jahren noch möglich. Es ist nur wichtig, dass die Frauen darüber aufgeklärt werden, dass nun Qualität und Anzahl der Eizellen gesunken sind, mitunter mehrere Stimulationsversuche nötig sein können und die Wahrscheinlichkeit für das spätere Eintreten einer intakten Schwangerschaft insgesamt geringer ist. Viel mehr noch gilt das natürlich für Frauen über vierzig, die daran denken, ihre Eizellen »auf Eis« legen zu lassen.

Ich empfehle dir deshalb, dich zeitnah in einem speziellen Kinderwunschzentrum vorzustellen und dich individuell beraten zu lassen.

FRAGE: Ich, 41, möchte gerne schwanger werden. Ist das schon zu spät? Und wenn es grundsätzlich noch möglich ist: Kann ich etwas tun, um meine möglicherweise in meinem Alter schon etwas eingeschränkte Fruchtbarkeit zu unterstützen?

ANTWORT: Das richtige Alter für eine Schwangerschaft – gibt es das überhaupt? Ich bin mir da nicht so sicher. Es wäre viel zu einfach und dazu noch realitätsfremd, bei der Antwort auf diese Frage lediglich auf medizinische

Gesichtspunkte zu achten. Das, was wirklich zählt, sind nämlich die persönlichen und, ja, auch die strukturellen Gründe. Obwohl eine 25-jährige Frau rein statistisch im »besten Alter« wäre, um schwanger zu werden, kann sie sich noch gar nicht bereit dazu fühlen, Mutter zu werden (vielleicht weiß sie auch noch gar nicht, ob sie *überhaupt* Mutter werden möchte, oder sie wäre es gern, weiß aber nicht, wie sie die Kinderbetreuung neben dem Studium oder dem Job organisieren soll).

Wenn ich nur auf Basis medizinischer Zahlen darauf antworten würde, wie hoch die Wahrscheinlichkeit einer Schwangerschaft mit 41 ist, dann hätte ich wohl meinen Beruf verfehlt. Deswegen das Wichtigste zuerst: Nein, es ist natürlich nicht zu spät! Der richtige Zeitpunkt, Mutter zu werden, ist der, der sich richtig anfühlt. Und dann spricht überhaupt nichts dagegen, es anzugehen.

Und jetzt komme ich zum medizinischen Teil meiner Antwort: Ich persönlich halte es für extrem wichtig, dass Frauen auch in diesem Bereich, ihrer Fertilität, fundiert aufgeklärt werden. Nicht, um sie unter Druck zu setzen, sondern um ihnen einen ganz realistischen Blick auf die Natur zu ermöglichen. Das kann dann auch dazu führen, dass sie sich in einem Kinderwunschzentrum bezüglich »Social Freezing« vorstellen – auch das gehört zu einem selbstbestimmten Umgang mit wichtigen Wünschen für das eigene Leben dazu.

Die Natur passt sich nämlich leider selten unseren Lebensplänen an und kann uns dadurch manchmal einen ganz schön dicken Strich durch die Rechnung machen. Aber beginnen wir von vorn: Frauen sind am fruchtbarsten in ihren frühen Zwanzigern. In dieser Zeitspanne liegt die Wahrscheinlichkeit, in einem Zyklus schwanger zu werden, zwischen 25 und 30 Prozent, in den frühen Dreißigern bei 20 bis 25 Prozent und in den späten Dreißigern schließlich bei 15 bis 20 Prozent. Dann hat die Qualität der Eizellen bereits abgenommen, und das Risiko, eine Fehlgeburt zu erleiden oder auch für genetische Auffälligkeiten beim Ungeborenen ist erhöht.

In deinem Alter, mit 41, liegt die Fruchtbarkeitsrate innerhalb eines Zyklus zwischen 5 und 10 Prozent mit einer weiteren Risikoerhöhung für natürliche Schwangerschaftsabgänge (ca. 40 Prozent) und chromosomale Fehlverteilungen beim Ungeborenen. Wenn also ein Kinderwunsch vorliegt, solltest du nicht länger warten, sondern am besten direkt »loslegen«.

Einer Frau über 40 Jahre rate ich nicht, wie allgemein empfohlen, erst mal zwölf Monate ohne Verhütung gezielt um den Eisprung herum Sex zu haben, um den Kinderwunsch zu erfüllen, und erst nach Ablauf dieser Zeit eine medizinische Diagnostik anzustreben. In diesem Fall würde zu viel Zeit ins Land gehen. Stattdessen sollte sie sich bereits mit der Gynäkologin oder dem Gynäkologen in Verbindung setzen, wenn sich nach vier bis sechs Monaten keine Schwangerschaft einstellen mag.

Leider gibt es nicht *den* einzigen und dazu noch sicheren Blutwert, der bestimmt werden kann, um die Fertilität einer Frau zu erfahren. Einen *Hinweis* auf die verbliebenen Eizellreserven kann jedoch das Anti-Müller-Hormon (AMH) geben.

AMH-Wert	**Bewertung**
1 bis 5 ng/ml	normale Fertilität
5 bis 15 ng/ml	sehr viele Eizellen, v. a. beim PCO-Syndrom
0,8 bis 1 ng/ml	wenig Eizellen, vermutlich eingeschränkte Fertilität
< 0,1 ng/ml	Menopause

Nun zum zweiten Teil deiner Frage: Um das Eintreten einer Schwangerschaft und im Anschluss auch die gesunde Entwicklung des Embryos bestmöglich zu unterstützen, eignen sich folgende Maßnahmen (übrigens nicht nur »in between«, sondern generell, wenn das Schwangerwerden etwas auf sich warten lässt):

Phytopharmaka

- **Mönchspfeffer:** Für drei Monate täglich 40 mg Mönchspfefferfrüchteextrakt einnehmen.
- **Engelwurztee:** In der ersten Zyklushälfte zur Förderung des Eisprungs zwei Tassen täglich trinken.
- **Frauenmantel- und Schafgarbentee:** Zwei Tassen täglich in der zweiten Zyklushälfte trinken.

Bioidentische Hormone

- **Mikronisiertes Progesteron:** Dreimal 200 mg täglich vaginal in der zweiten Zyklushälfte zuführen. Bitte hier Rücksprache mit deiner Gynäkologin oder deinem Gynäkologen halten, da es verschreibungspflichtig ist.

Mikronährstoffe

- **Folsäure:** Bitte rechtzeitig, also schon bei Kinderwunsch, mit 400 µg täglich für die ersten drei Schwangerschaftsmonate beginnen, 800 µg täglich, wenn die Einnahme erst kurz vor der Befruchtung bzw. nach Eintreten der Schwangerschaft beginnt.

- **Omega-3-Fettsäure:** 200 mg DHA täglich einnehmen.
- **Vitamin D:** Wenn die Vitamin-D-Bildung über die Haut nicht ausreicht, z. B. bei wenig Sonne, mit 20 µg (= 800 IE) ergänzen, bei einem nachgewiesenen Mangel mit höheren Dosierungen ausgleichen.
- **Vitamin C:** Es gibt Studien, die zeigen, dass eine Substitution von 750 mg täglich zu einem schnelleren Schwangerschaftseintritt führt.
- **Jod:** Täglich mit 100 bis 150 µg Jod substituieren. Liegt eine Schilddrüsenerkrankung vor, bitte zunächst Rücksprache mit der Ärztin oder dem Arzt halten!
- **Zink:** Bei einem Kinderwunsch, vor allem beim Vorliegen eines PCO-Syndroms, können 30 bis 40 mg unterstützend sinnvoll sein.
- **Selen:** Bei einem Kinderwunsch können Dosierungen von bis zu 200 µg hilfreich sein.
- **Eisen:** Bei einem Kinderwunsch ist es sinnvoll, einmal den Eisenstatus im Blut checken zu lassen. Bei einem nachgewiesenen Mangel unbedingt ergänzen!
- **Coenzym Q10:** Frauen mit Kinderwunsch sollten über zwei bis drei Wochen eine Dosierung von 200 bis 300 mg täglich wählen, danach sind 60 bis 100 mg angemessen.
- **L-Arginin:** Diese Aminosäure kann laut Studien unterstützend bei einem Kinderwunsch wirken. Bitte nun 2 bis 4 g täglich einnehmen.
- **Myo-Inositol:** Myo-Inositol wirkt hormonregulierend (und erhöht übrigens auch die Empfindlichkeit der Zellen für Insulin!). Gerade Frauen, die unter einem PCO-Syndrom leiden, profitieren bei einem Kinderwunsch deshalb von zweimal 2000 mg täglich.

Spezielle Ernährung

- **Mediterrane Ernährung:** Studien haben gezeigt, dass ein hoher Anteil an Gemüse, Früchten, Olivenöl, Fisch und Geflügel zu einer höheren Schwangerschafts- und Lebendgeburtenrate nach einer Kinderwunschbehandlung führt.[1]

Sinnvolle Therapiekombinationen

Phytopharmaka, Mikronährstoffe und die mediterrane Ernährung sind eine genauso gute Kombi wie Progesteron, Mikronährstoffe und die mediterrane Kost.

Die einzige Kombination, die ich nicht für sinnvoll halte, ist die aus hormonell wirksamen Phytopharmaka und bioidentischem Progesteron.

Der Blick nach vorn – das kommt auf dich zu

Die Wechseljahre sind in aller Munde. Immer mehr Medien, egal, ob Fernsehen oder Zeitschriften, berichten darüber. Das ist gut so, aber natürlich können all diese für viele Frauen neuen Informationen auch Angst machen. Umso wichtiger ist es, mit einem medizinisch geschärften Blick auf diese aufregenden Jahre zu schauen und zu wissen: *Ich muss nicht leiden, wenn ich Beschwerden habe! Ich darf mir diese spannende Zeit so gestalten, dass ich mich wohlfühle!*

FRAGE: Alle reden plötzlich von den Wechseljahren; ich habe mittlerweile richtig Angst davor. Kann ich etwas tun, damit ich optimal auf sie vorbereitet bin und nicht so darunter leiden werde?

ANTWORT: So froh ich persönlich bin, dass die Wechseljahre aktuell immer mehr aus der Tabuzone geholt werden, so sehr verstehe ich, dass sie einen, bei dem, was man über sie hört, in Angst und Schrecken versetzen können. Schließlich wird hauptsächlich von den negativen Seiten dieser Jahre berichtet und nicht von dem, was neben allen Symptomen und Beschwerden die meisten Frauen eint: ein großes Gefühl der Befreiung, ja, der Freiheit.

Mit dem Beginn der Perimenopause erlebe ich bei den meisten Frauen eine wahnsinnig große Unlust. Nämlich die Unlust, allen gefallen zu wollen, die Unlust, es jedem und jeder recht zu machen, ständig über eigene Grenzen zu gehen, sich selbst immer wieder hintanzustellen und über sich bestimmen zu lassen. Spätestens jetzt ist es an der Zeit, sich von der Erwartungshaltung anderer freizumachen, sich vom Perfektionismus loszusagen, sich seiner selbst, seines Wissens, seines Könnens sicher zu sein und für sich einzustehen. Natürlich braucht es dafür nicht unbedingt die Perimenopause, aber ich erlebe wirklich tagtäglich, dass der Eintritt in diese Phase eine Art Zäsur ist, eine Bestandsaufnahme bezüglich des Weges, den man bereits gegangen ist, und die Weichenstellung dafür, wo es hingehen soll. Mir ist ganz wichtig, diesen unendlich bedeutenden Aspekt einmal ganz klar herauszustellen.

Natürlich spreche ich aus medizinischer Sicht meist über die Beschwerden der Wechseljahre. Ich möchte allerdings keinesfalls vernachlässigen, dass sie eine aufregende und spannende Zeit sind, deren Image unbedingt eine Generalüberholung benötigt. Es schließt sich nicht aus, eine Lebensphase zu feiern und im gleichen Atemzug über mögliche Stolpersteine zu sprechen. Denn wenn man weiß, dass es sie gibt, können sie aus dem Weg geräumt werden. Ich kenne im Übrigen keine perimenopausale Frau, der es körperlich und seelisch gut geht, die gerne wieder zwanzig wäre. Im Gegenteil.

Die optimale Vorbereitung auf die Wechseljahre ist *Wissen*. Mit dem Lesen dieses Buches (und der vielen anderen großartigen Bücher, die es mittlerweile zu diesem Thema gibt) statten sich die Frauen, stattest du dich damit aus. Dadurch weißt du, was hormonell bei dir passiert und auch, was Abhilfe gegen lästige Symptome schafft. Wissen lindert Angst und schafft Vertrauen. Und wenn die Angst weg ist, dann hoffe ich, dass sich alle Frauen einfach auf das freuen, was da auf sie wartet!

FRAGE: Wie merke ich überhaupt, ob ich in die Wechseljahre komme? Ist eine Hormonanalyse sinnvoll? Wenn ja, im Blut oder im Speichel?

ANTWORT: Ein erster Anhaltspunkt dafür, dass du in die »echten Wechseljahre« kommst, ist das Alter. Rein statistisch beginnt die Perimenopause mit etwa 45 Jahren. Mitte oder Ende vierzig ist die Wahrscheinlichkeit extrem hoch, dass eine Frau sich darin befindet.

Zudem ist die Perimenopause von erheblichen Östrogenschwankungen gekennzeichnet, die auch spürbar sind.

Die hormonellen Veränderungen über die Jahre

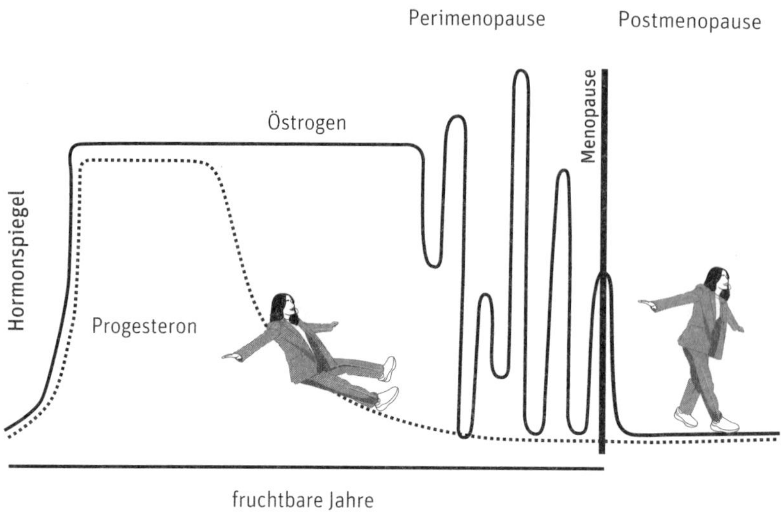

Diese treten nicht nur in der ersten *oder* zweiten Zyklushälfte auf, sondern können sich völlig unabhängig vom Zyklustag bemerkbar machen. Die Schwankungen können eine bunte Palette an Symptomen verursachen. Sehr häufig berichten Frauen zum Beispiel von Hitzewallungen, Knochen- und Gelenkschmerzen, Brustspannen, Schlafstörungen und Gedächtnisproblemen (dazu und zu einigen selteneren Symptomen komme ich im Teil »Und da sind sie: die

Wechseljahre«). Natürlich wirst du nicht alle Beschwerden haben, die auftreten können, und vor allem nicht alle zur gleichen Zeit. Viele meiner Patientinnen berichten vielmehr, dass sie jeden Tag »etwas anderes« haben. Aber bitte immer daran denken: Es gibt für alle Symptome eine Möglichkeit der Linderung, die wir uns in diesem Buch ganz genau zusammen anschauen werden – versprochen!

Allerdings: Viele Frauen Mitte, Ende dreißig oder Anfang vierzig spüren bereits Beschwerden wie Schlaflosigkeit, innere Unruhe und Zyklusveränderungen im Sinne eines kürzeren Zyklus und/oder einer stärkeren Blutung. Wenn sie sich an mich wenden, denken sie darum häufig, bereits in den Wechseljahren zu sein. Das sind sie in den allermeisten Fällen jedoch *nicht* – und das ist auch gut so, denn eine so frühe Veränderung des Östrogenspiegels hätte eine deutliche Auswirkung auf ihre langfristige Gesundheit (Stichwort: »vorzeitige« und »frühzeitige Wechseljahre«). Sie sind, wir haben das im letzten Teil bereits ausführlich behandelt, »in between«, also in den letzten Jahren ihrer Prämenopause.

Darauf kommt man, wenn man genau zuhört und/oder vielleicht ein Zyklustagebuch zur Hilfe nimmt. Noch mal zur Erinnerung: Die Beschwerden sind nämlich hauptsächlich in der zweiten Zyklushälfte anzutreffen, also dann, wenn das Progesteron wichtig (und »in between« eben oft zu niedrig oder nicht vorhanden) ist. Zudem treten sie selten in jedem Zyklus gleich stark auf. Das liegt schlicht daran, dass der Zyklus in vielen Monaten noch völlig normal abläuft und ein Eisprung stattfindet. Ganz typisch für die »in between«-Phase ist auch, dass es den Frauen in den anovulatorischen Monaten, also dann, wenn kein Eisprung stattgefunden hat, wieder richtig gut geht, sobald die Menstruation einsetzt, und sie sich fragen, was in den letzten Tagen eigentlich mit ihnen los war (ja, die

Menstruation, also das Abbluten der Schleimhaut, setzt auch dann ein, wenn es mal keine Ovulation gab!).

Je nachdem, in welchem Zyklus man eine Hormonanalyse macht (in einem Zyklus mit Eisprung oder in einem ohne), können die Werte also völlig normal sein. Darum besteht die »Gefahr«, dass die Frauen mit dem Ergebnis »Alles in Ordnung: Hormone sind top!« nach Hause gehen. Bis es ihnen in der nächsten zweiten Zyklushälfte wieder schlecht geht. Deshalb ist die Anamnese, also das, was die Frauen berichten, das wichtigste Diagnosetool!

Ich bestimme übrigens dennoch meist den Hormonstatus, denn das erhöht die Chance ungemein, dass einem eine Frau mit vor- oder frühzeitigen Wechseljahren nicht durch die Lappen geht!

Kommen wir zu Punkt drei der Frage: Wie genau sollte eine Hormonanalyse gemacht werden? Ganz klar: im Blut! Das ist nach wie vor die standardisierteste und validierteste Methode, Hormone zuverlässig zu bestimmen, also sozusagen der Goldstandard unter den Hormonanalysen. Es können zudem alle wichtigen Hormonwerte bestimmt werden (inklusive Schilddrüsenhormone und FSH), was mit Speicheltests nicht zuverlässig möglich ist. Zudem können im Blut sowohl freie als auch gebundene Hormone, also der Gesamtwert, bestimmt werden. Ich weiß allerdings auch, wie schwierig es für viele Frauen ist, an eine Blutuntersuchung heranzukommen. Oftmals werden sie von Ärzten und Ärztinnen abgelehnt. Hier ist wichtig zu wissen, dass Hormontests in der Regel keine Leistung der gesetzlichen Krankenkassen sind. Signalisieren Frauen ihren Ärzten und Ärztinnen, dass sie den Test selbst bezahlen, ist die Chance höher, dass er durchgeführt wird. Wenn sich Arzt oder Ärztin trotzdem querstellt, kann der Weg in ein freies Labor die Lösung sein.

Folgende Werte sollten bestimmt werden, um sich einen guten Überblick über die eigene hormonelle Situation zu verschaffen:

Bei einem regelmäßigen Zyklus: 3. bis 7. Zyklustag: FSH, Estradiol, Gesamttestosteron (das ist die Basis, die auf jeden Fall bestimmt werden sollte! Wenn möglich und um ein komplettes Bild zu erhalten, gerne noch LH, SHBG, DHEAS und die Schilddrüsenwerte mitbestimmen lassen: TSH, fT3, fT4)

20. bis 25. Zyklustag: Progesteron und ggf. Estradiol

Bei einem völlig unregelmäßigen Zyklus können die Werte an einem beliebigen Tag gemessen werden.

Bezüglich Speicheltests wird immer der vermeintliche Vorteil betont, dass dadurch die freien, also die tatsächlich dem Körper verfügbaren Hormone, gemessen würden. Das ist in der Tat der Fall. Doch letztendlich ist es weitaus sinnvoller, sich den Gesamtwert der Hormone und auch die Transportproteine anzuschauen, denn auch gebundene Hormone können bei Bedarf mobilisiert werden.

Neben dem Fakt, dass Speicheltests nicht standardisiert sind, möchte ich außerdem darauf hinweisen, dass sie anfällig für Störfaktoren wie vorherige Flüssigkeits- und Nahrungsaufnahme sind. Ich rate deshalb tatsächlich allen Frauen, eine *Hormonanalyse im Blut* durchführen zu lassen, wenn sie einen so genauen Überblick wie möglich über ihre hormonelle Situation erhalten möchten (und selbst dann sind die Werte »eine Momentaufnahme«, die allerdings sehr gut in einen Gesamtkontext gebracht werden kann).

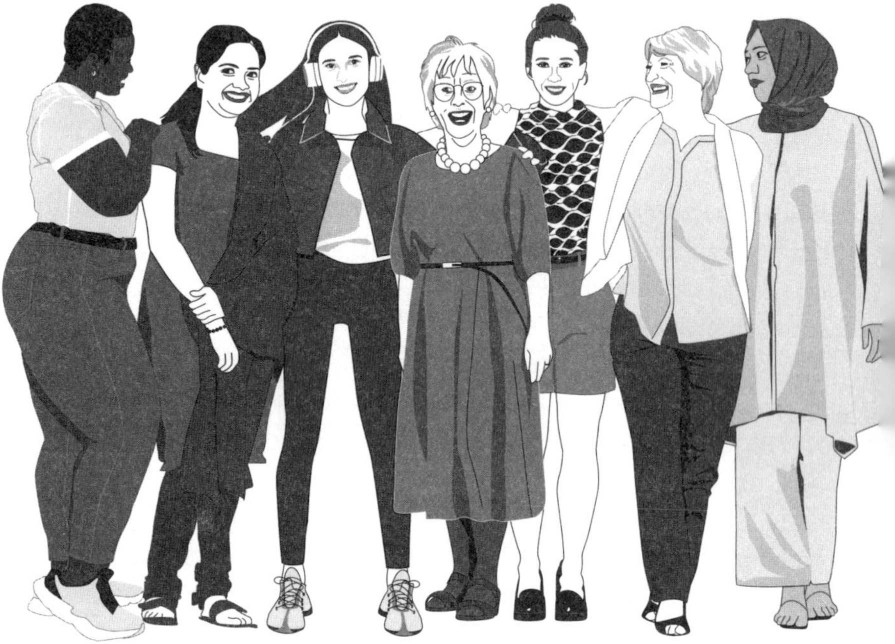

Teil 3

Und da sind sie: die Wechseljahre

Die Perimenopause, die Wechseljahre – da sind sie, und neben dem ganzen Auf und Ab, das sie mit sich bringen können, sind sie eine ganz besondere Phase im Leben einer Frau. Lebenserfahrung, Stärke und Reife treffen auf ungewohntes Terrain, erneute oder vorher nicht gekannte Unsicherheiten und, ja, das nahende Ende der Fertilität. Wurde die Perimenopause früher mit »alten Frauen« in Verbindung gebracht, mit dem Verlust von Attraktivität und Sexualität, so durchlebt der Blick darauf gerade einen (dringend nötigen) Wandel. Role Models wie Naomi Watts (die sehr jung in die Perimenopause kam), Halle Berry und Kate Winslet zeigen uns die unverwechselbare Schönheit des Älterwerdens und sprechen offen über ihre Gefühle und Zweifel, die diese Zeit prägen, aber auch über ihre positiven und ermutigenden Seiten.

Wir müssen aber gar nicht nur in die Welt der Prominenz schauen – in den letzten Jahren hat sich bezüglich der Perimenopause gesellschaftlich so einiges getan (ich weiß, es ist längst nicht ausreichend, aber der Weg ist geebnet): Immer mehr Frauen ergreifen das Wort, tauschen sich untereinander aus, Unternehmen unterstützen ihre Mitarbeiterinnen während dieser Zeit, und es gibt immer mehr leicht zugängliche und verständliche Informationen diesbezüglich. Und das ist erst der Anfang!

Lass uns jetzt gemeinsam in dieses neue Kapitel eintauchen, uns die Hintergründe der Perimenopause anschauen und vor allem entdecken, welche Therapien dir nicht nur akut helfen können, sondern auch präventiv wirksam sind.

Hormonelle Veränderungen in der Perimenopause

»Ich habe das Gefühl, meine Eierstöcke tanzen Samba«, sagte einmal eine meiner Patientinnen zu mir, die sich mitten in den Wechseljahren befand. Diese Umschreibung gefiel mir so gut, dass ich sie sofort in meinen Sprachgebrauch übernahm. Ja, es ist genauso: Die Eierstöcke können in der Perimenopause so richtig außer Rand und Band geraten. Aber: Es gibt zum Glück sehr gute Möglichkeiten, aus dem Samba einen harmonischen Paartanz zu machen.

FRAGE: Ich bin vor zwei Wochen 49 geworden. Mein Frauenarzt sagt, ich sei in den Wechseljahren. Was bedeutet das genau?

ANTWORT: Herzlichen Glückwunsch – einmal nachträglich zum Geburtstag und dann natürlich zum Eintritt in die Perimenopause! Ich wünsche mir sehr, dass alle Frauen die Wechseljahre genießen. Aber: Wenn dem nicht so ist, dann gibt es Hilfen! Ganz wichtig ist, sich selbstständig zu informieren, sie einzufordern und sich mit nichts weniger als Wohlbefinden zufriedenzugeben.

Jetzt aber zu den medizinischen Aspekten der Perimenopause. Was bedeuten diese Phase im Leben einer Frau eigentlich, die Wechseljahre? Rein statistisch gesehen beginnen sie mit 45 Jahren und können mehrere Jahre dauern. Mit etwa 51 Jahren haben die meisten Frauen ihre letzte Blutung, also ihre Menopause.

Die Perimenopause ist hauptsächlich von der Veränderung des Östrogenspiegels gekennzeichnet. Oftmals wird geglaubt, dass er einfach abfällt. Die Wahrheit ist jedoch, dass er zunächst einmal erheblichen Schwankungen unterliegt. Und genau so können sich diese Jahre auch anfühlen: wie eine Achterbahnfahrt der Hormone.

Die Hormonschwankungen während der Perimenopause

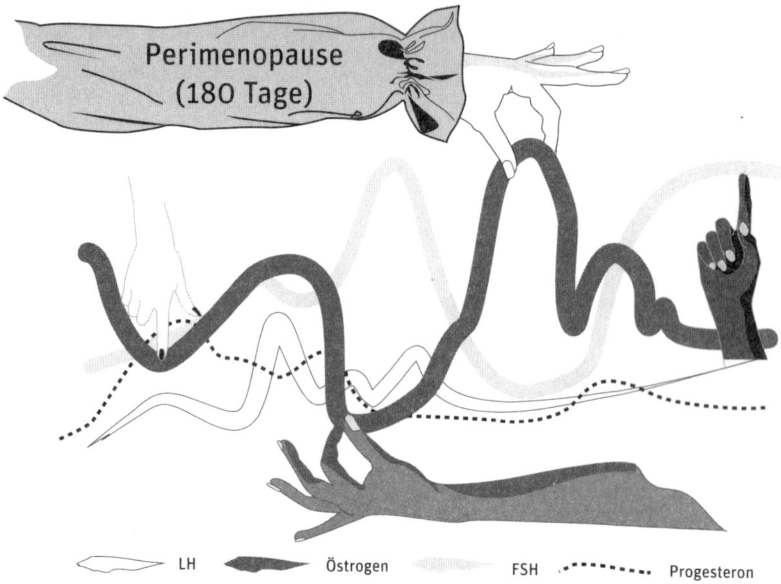

Was ist der Grund für dieses Auf und Ab des Östrogens? Wie ich schon gesagt habe: Im Grunde sind die Eierstöcke in dieser Phase außer Rand und Band. Manchmal wollen sie so gar nicht, und es reift kein Follikel heran. Die Folge ist, dass kaum Östrogen gebildet wird und der Spiegel niedrig bleibt. Dann wiederum werden sie plötzlich und unvorhersehbar wieder aktiv und können es tatsächlich auch etwas übertreiben. Nun reift ein besonders schöner Follikel heran, manchmal sogar mehrere, und der Östrogenspiegel schnellt in astronomische Höhen. Während der Wechseljahre schwanken die Frauen also häufig zwischen einem Östrogenmangel und einer Östrogendominanz. Und das kann natürlich Beschwerden verursachen.

Es ist wichtig, dass alle Frauen, die in die Wechseljahre kommen oder sich schon darin befinden, unbedingt medizinisch darüber aufgeklärt werden, dass die hormonellen Veränderungen einerseits akute Beschwerden verursachen, andererseits aber auch langfristige Folgen haben können (siehe dazu auch Seite 135). Die gute Nachricht: Es gibt viele verschiedene Therapieansätze, die ihnen nicht nur jetzt gerade, sondern auch präventiv helfen können!

Zunächst einmal sollten alle Frauen insbesondere in dieser Lebensphase gut auf sich hören und genau schauen, was sie brauchen. Das ist natürlich höchst individuell, und ich möchte jede Frau dazu ermutigen, vertrauensvoll in sich selbst hineinzuhören (und bei Fragen oder Unklarheiten ins Gespräch mit der begleitenden Frauenärztin zu gehen). Einige Eckpfeiler empfehlen sich allerdings im Grunde für alle Frauen, die sich in dieser spannenden Lebensphase befinden: eine gesunde und ausgewogene Ernährung, aber auch ausreichend Mikronährstoffe und Bewegung (bitte auch den Muskelaufbau nicht vergessen!). Ergänzend und bei Bedarf können Phytopharmaka und/oder bioidentische Hormone sehr gut unterstützen.

Gehörst du zu dem einen Drittel, das gar keine Beschwerden hat? Super! Gehörst du zu dem einen Drittel, das unter leichten bis mittelstarken Beschwerden leidet? Dann kannst du dich beraten lassen, welche phytotherapeutischen oder hormonellen Therapiemöglichkeiten es gibt (oder einfach weiterlesen, denn dazu komme ich gleich). Oder gehörst du zu dem einen Drittel, das eine starke Symptomatik aufweist und sehr eingeschränkt ist im Alltag? Dann ist es ganz wichtig, sich medizinisch gut betreuen zu lassen und begleitet zu wissen! In diesem Fall ist meist eine individuell angepasste Hormonersatztherapie angezeigt (und natürlich solltest du auch dann unbedingt weiterlesen).

Frage: Kann ich noch schwanger werden, auch wenn ich jetzt in der Perimenopause manchmal monatelang nicht blute?

ANTWORT: Ich kenne viele Frauen, die glauben, in den Wechseljahren nicht mehr schwanger werden zu können. Ganz so eindeutig ist es allerdings nicht! Denn Fakt ist: Auch in den Wechseljahren kommt es immer wieder zu Eisprüngen. Und natürlich kann ein gesprungenes Ei auch befruchtet werden. Von daher besteht auch in der Perimenopause ein reales »Risiko« (ich nenne es jetzt einfach mal so, denn die wenigsten meiner Patientin in der Perimenopause haben einen bestehenden Kinderwunsch), schwanger zu werden. Je seltener ein Ei springt, desto unwahrscheinlicher ist natürlich die Befruchtung – aber die Chance ist eben nicht bei null. Eine ziemlich große Sicherheit, nicht mehr fertil zu sein, haben Frauen über 50 Jahre, wenn sie zwölf Monate keine Menstruationsblutung mehr hatten. Frauen unter fünfzig sollten dagegen zwei Jahre auf eine Verhütung achten.

Folgende Verhütungsmittel können in der Perimenopause eine gute Option sein:

- **Kondom**
- **reine Gestagenpille** (ggf. mit zusätzlich etwas Estradiol über die Haut/transdermal)
- **Kombinationspille** (Kombination aus natürlichem Östrogen plus Gestagen)
- **Gestagenspirale** (ebenfalls kombinierbar mit transdermalem Estradiol)
- **Kupferspirale** (Vorsicht: Kann die Menstruationsblutung verstärken!)
- **Tubensterilisation**
- Und natürlich: **Sterilisation des Partners**

Achtung: Von der Dreimonatsspritze (einem reinen Gestagenpräparat) rate ich in der Perimenopause (eigentlich auch schon »in between«) ab, da sie nachweislich die Knochendichte senkt.

Symptome in der Perimenopause

Ich erlebe immer wieder Frauen in den Wechseljahren, die glauben, keine Symptome derselben zu haben, stattdessen aber, wie sie sagen, »jede Menge anderer Wehwehchen«. Oft suchen sie verschiedene Ärzte und Ärztinnen auf, und niemand findet so recht die Ursache für die Beschwerden. Dabei sind genau diese auch hormonell bedingt! Denn: Die Symptome der Perimenopause gehen weit über Hitzewallungen hinaus …

FRAGE: Ich bin Ende 40 und frage mich, auf welche Symptome ich jetzt achten sollte. Was sind die typischen Beschwerden der Wechseljahre?
ANTWORT: Die hormonellen Veränderungen der Perimenopause können ganz typische Beschwerden verursachen. »Typisch« bedeutet in diesem Zusammenhang, dass sie häufig vorkommen und viele Frauen darunter leiden.

Zu »typischen« Wechseljahresbeschwerden zählen:

- Hitzewallungen bzw. Vasomotorische Symptome (VMS) (siehe Seite 159)
- Zyklusveränderungen
- Schlafstörungen (siehe Seite 155)
- Energielosigkeit (siehe Seite 170)
- depressive Verstimmungen, Reizbarkeit, Nervosität (siehe Seite 167)
- kognitive Einschränkungen (Konzentrations- und Gedächtnisstörungen, »Brain Fog«) (siehe Seite 162)

- Knochen-, Gelenk- und Muskelschmerzen (siehe Seite 173)
- Gewichtszunahme und Veränderung der Körperform
- vulvovaginale Veränderungen wie vaginale Trockenheit, gehäufte Vaginal- und Harnwegsinfektione (siehe Seite 177)
- Libidoverlust (siehe Seite 180)
- Veränderung von Haut und Haaren

Die meisten meiner Patientinnen sind mit dem einen oder anderen dieser möglichen Symptome bereits vertraut und haben zum Beispiel bei Hitzewallungen oder gestörtem Schlaf die Perimenopause als »Übeltäter« im Hinterkopf, wenn sie mich aufsuchen.

Allerdings gibt es auch etliche Symptome, die ebenfalls aufgrund der hormonellen Veränderungen auftreten können, die aber leider viel zu selten mit den Wechseljahren in Verbindung gebracht werden. Das Verrückte ist: Sie kommen gar nicht so selten vor! Allen voran der Tinnitus (siehe Seite 142) und das Herzstolpern (Seite 144).

Umso erstaunlicher, dass die Frauen, die darunter leiden, ganz häufig eine Odyssee an Arztbesuchen hinter sich haben, von A nach B geschickt werden, unzählige körperliche und apparative Diagnostiken hinter sich haben – aber keiner auf die Hormone als Ursache kommt. Ich wünsche mir, dass damit endlich Schluss ist!

Dazu zählt einerseits, dass Frauen, die unter diffusen Beschwerden leiden, wirklich ernst genommen werden und nicht alles auf Stress oder die Psyche geschoben wird. Andererseits ist es unabdingbar, dass jede medizinische Fachdisziplin, von der Orthopädie über die Kardiologie bis hin zu Hals-Nasen-Ohrenheilkunde und Neurologie, weiß, dass die Veränderung der Sexualhormone auch in ihrem Bereich Beschwerden verursachen kann.

Frage: Ich bin 52 Jahre alt und leide seit fast einem Jahr unter Tinnitus. Er belastet mich sehr und beeinträchtigt mittlerweile meinen gesamten Alltag. Ich habe alle möglichen Therapien versucht, nichts hilft, kein Arzt kann mir helfen. Jetzt ist mir ein Gedanke gekommen: Hängt der Tinnitus vielleicht mit meinen Wechseljahren zusammen?

ANTWORT: Das ist tatsächlich ein sehr naheliegender Gedanke! Hormonelle Veränderungen haben nämlich einen ganz gehörigen Einfluss auf unser Ohr.

Um verstehen zu können, warum hormonelle Veränderungen insbesondere in den Wechseljahren solch unangenehme Symptome wie Ohrgeräusche, Tinnitus und schlechteres Hören verursachen können, müssen wir uns die Wirkung des Östrogens auf unser Ohr genauer anschauen. Das Östrogen fördert grundsätzlich die gute Durchblutung und Weitstellung unserer Gefäße. Das gilt auch für die kleinen Gefäße unseres Ohres bzw. Innenohres. Bei einer Veränderung und vor allem einem Abfall des Östrogenspiegels nimmt die Durchblutung des Innenohres ab. Die Folge davon können Ohrengeräusche, Tinnitus, Schwindel und sogar ein Hörsturz sein.

Östrogen, dieses Powerhormon, lässt aber nicht nur das Blut gut fließen, sondern schützt auch unsere Nerven und sogar die kleinen Sinneshaarzellen in unserem Innenohr. Bei einem Mangel fehlt logischerweise dieser neuroprotektive Effekt, weshalb Frauen unter einem veränderten Lautstärkeempfinden oder auch insgesamt schlechterem Hören leiden können.

Das stärkt das Ohr in den Wechseljahren:

- **Verzicht auf Nikotin**
- **Mikronährstoffe:** Frauen, die unter Ohrgeräuschen, Tinnitus oder Hörproblemen leiden, sollten unbedingt auf eine ausreichende Versorgung mit Zink, Magnesium, Vitamin D, Omega-3-Fettsäuren und Vitamin B_{12} achten.
- **Phytopharmaka:** Die Studienlage ist hier nicht ganz eindeutig, dennoch möchte ich nicht unerwähnt lassen, dass Ginkgo aufgrund seiner durchblutungsfördernden und antioxidativen Wirkung möglicherweise einen positiven Effekt bei Ohrproblemen in den Wechseljahren hat.
- **Entspannungsverfahren:** Auch wenn die östrogenmangelbedingten Ohrprobleme nicht durch Stress verursacht werden (auch wenn das den betroffenen Frauen häufig erzählt wird!), können sie natürlich durch Anspannung verstärkt werden. Deshalb sind auch hier Entspannungsübungen, Meditation und autogenes Training gute Hilfsmittel, um zumindest eine Verstärkung der Symptome zu verhindern.
- **Kognitive Verhaltenstherapie:** Auch dieser psychologische Ansatz löst nicht das Grundproblem, ist aber durchaus hilfreich, wenn es darum geht, vor allem Ohrengeräusche und Tinnitus als nicht zu belastend im Alltag zu empfinden. Bei der kognitiven Verhaltenstherapie geht es darum, das bedrohliche Gefühl, welches die Symptome mitunter verursachen können, gegen realistische und auch beruhigende Gedanken zu ersetzen.
- **Tinnitus-Retraining-Therapie (TRT):** Ist der Tinnitus chronisch, das heißt, nicht mehr wegzukriegen, kann der Ansatz der TRT hilfreich sein. Ziel dieser Behandlung ist es, mit verschiedenen Techniken dafür

zu sorgen, dass das störende Geräusch nicht mehr wahrgenommen wird bzw. es in ein nicht mehr störendes Hintergrundgeräusch zu verwandeln.
- **Hormonersatztherapie (HRT):** Studien konnten zeigen, dass eine systemische HRT tatsächlich das Risiko für die Entwicklung eines Tinnitus senkt.[1] Ebenso scheint eine Therapie die Hörfähigkeit zu schützen.[2]

Sinnvolle Therapiekombinationen

Es können alle Therapieoptionen miteinander kombiniert werden. Auch der phytopharmakologische Ansatz mit Ginkgo stellt kein Problem in Kombination mit einer eventuellen HRT dar.

FRAGE: Ich, 49, habe mittlerweile einen total unregelmäßigen Zyklus. Insgesamt geht es mir gut, allerdings leide ich seit einigen Monaten immer wieder unter Herzstolpern. Neulich musste mich mein Mann sogar nachts ins Krankenhaus fahren, weil ich das Gefühl hatte, mein Herz beruhigt sich gar nicht mehr. Dort konnte nichts Auffälliges festgestellt werden. Sie haben mir gesagt, dass jeder Mensch mal Herzstolpern habe und dass mein Herz gesund sei. Ich habe mittlerweile große Angst und höre nur noch auf meinen Herzschlag!

ANTWORT: Unser Herz – das Organ, das dafür verantwortlich ist, dass unser Kreislauf funktioniert, unsere Organe ausreichend mit Blut versorgt werden, ja, dass wir leben. Macht es uns Beschwerden, ist das oft mit großen Ängsten verbunden. Besonders, wenn es auf einmal aus dem Takt gerät oder plötzlich ganz schnell anfängt zu schlagen, kann uns das erschrecken.

Viele Frauen in den Wechseljahren berichten davon, dass ihr Herz nun oft stolpere. Einige wurden bereits kardiologisch durchgecheckt und haben die beruhigende Nachricht bekommen, dass sie völlig herzgesund seien. Und dennoch holpert es immer wieder. Oder fängt plötzlich an, ganz schnell zu klopfen. Ich habe nicht selten betroffene Frauen erlebt, die aufgrund dieser Beschwerden eine Angststörung oder Panikattacken entwickelt haben, so bedrohlich erschien ihnen die Situation trotz aller medizinischen Beschwichtigung.

Das Wichtigste zuerst: Ja, die Frauen sind in den allermeisten Fällen völlig gesund! Es ist – wieder einmal – die perimenopausale Hormonumstellung »schuld«. Und wieder einmal insbesondere das Östrogen.

Warum ist das so?

Nun, Östrogen hat einen wichtigen Einfluss auf unser gesamtes Nervensystem und auch auf das Reizleitungssystem unseres Herzens. Dieses Reizleitungssystem gibt innerhalb des Herzens Signale weiter und bestimmt so den Herzrhythmus. Vor allem die stark schwankenden Östrogenspiegel während der Wechseljahre können dafür sorgen, dass das Reizleitungssystem und damit auch das Herz im wahrsten Sinne des Wortes »aus dem Takt« geraten.

Östrogen sorgt außerdem dafür, dass unsere Blutgefäße schön elastisch und eher weitgestellt sind. Ein Östrogenmangel begünstigt im Umkehrschluss die Engstellung. Schwankende Hormonspiegel führen also dazu, dass unsere Gefäße schlagartig zwischen weit und eng wechseln, was wiederum auf der einen Seite das Herzstolpern begünstigen kann, auf der anderen Seite aber auch dafür verantwortlich ist, dass das Herz auf einmal anfängt, schneller zu schlagen. Herzrasen, olé! Der schnellere Puls (und auch das Herzstolpern) tritt übrigens besonders gern zusammen mit einer Hitzewallung auf – was das Ganze dann mitunter noch unangenehmer machen kann.

Nicht ganz unerwähnt lassen möchte ich hier außerdem das »Wohlfühlhormon« Progesteron. Es hat ja insgesamt einen beruhigenden Einfluss auf unser Nervensystem. Fehlt es, wie jetzt immer öfter in den Wechseljahren, kann das zusätzlich für eine »unruhige« Situation am Herzen sorgen.

Zwei Sachen sind mir bei diesem Thema besonders wichtig:

Erstens sind diese Symptome in der Regel zwar sehr störend, aber nicht gefährlich. Dennoch ist es immer wichtig, bei kardialen Symptomen das Herz einmal gesondert untersuchen zu lassen.

Zweitens steckt meistens tatsächlich die hormonelle Umstellungsphase dahinter. Es lohnt sich allerdings bei den genannten Symptomen immer, einmal genauer auf die Schilddrüse zu schauen, einen Bluthochdruck und einen Diabetes auszuschließen.

Das stärkt den Herzrhythmus in den Wechseljahren:

- **Verzicht auf Nikotin, moderater Konsum von Koffein und Alkohol**
- **Mikronährstoffe:** Für einen regelmäßigen Herzschlag sind insbesondere eine ausreichende Versorgung von Magnesium und Kalium wichtig.
- **Phytopharmaka:** Weißdorn kann den Herzrhythmus positiv beeinflussen und stabilisieren. Baldrian, Melisse und Passionsblume wirken beruhigend auf das Nervensystem.
- **Entspannungsübungen:** Grundsätzlich sollte auf re-

gelmäßige und ausreichende Entspannungsphasen geachtet werden. Fängt das Herz plötzlich an zu stolpern oder schneller zu schlagen, ist es hilfreich, sich ganz bewusst auf die Atmung zu konzentrieren. Manchen Frauen hilft es dabei, die Augen zu schließen oder einen Punkt zu fixieren.

Bei der 4–7–8-Atemübung gilt es, zunächst einmal auszuatmen, dann ruhig und langsam bis vier zählend durch die Nase einzuatmen, die Luft bis sieben zählend anzuhalten und wieder langsam durch den Mund und bis acht zählend entweichen zu lassen.

- **Moderater Ausdauersport:** Regelmäßiger Ausdauersport in Form von Laufen, Schwimmen, Radfahren, Tanzen etc. wirkt sich insgesamt positiv auf die Herz-Kreislauf-Gesundheit aus, stabilisiert aber insbesondere auch die Herzfrequenz.
- **Valsalva-Manöver:** Bei dieser Technik wird tief eingeatmet und dann der Mund geschlossen und die Nase zugehalten, die Bauchmuskulatur angespannt. Dann wird versucht, zehn Sekunden lang langsam und sanft auszuatmen, bei immer noch geschlossenem Mund und Nase. In der Regel spürt man dabei einen Druck oder ein Knacken in den Ohren. Am Ende wird der Druck abgelassen, Mund und Nase werden wieder geöffnet, und es wird langsam eingeatmet (durch die Nase).

  Diese Technik kann dafür sorgen, dass sich der Puls verlangsamt.
- **Kaltes Wasser:** Schnell ein Glas kaltes Wasser zu trinken, kann schnellen Herzschlag beruhigen.
- **HRT:** Ich gehe später genauer auf die verschiedenen Möglichkeiten der HRT ein (siehe Seite 187), möchte allerdings bereits hier die Unterschiede bioidentischer und synthetischer Hormone aufführen.

  In den Wechseljahren schwanken unsere Hormonspiegel, insbesondere unserer Östrogenspiegel, mitunter sehr stark (wie bereits einige Male erwähnt). Herzstolpern und Herzrasen sind vor allem Symptome dieser Schwankungen. Bioidentische Hormone ähneln in ihrer Struktur unseren menschlichen Hormonen und können sehr gut und effizient einen Hormonmangel ausgleichen. Was sie jedoch nicht leisten können, ist, Hormonschwankungen auszugleichen, da sie den »verrücktspielenden« Eierstock nicht ruhigstellen können. Eine Therapie mit bioidentischen Hormonen bringt deshalb bei einigen Frauen mit Herzstolpern oder -rasen nicht den gewünschten Erfolg.

Hier kann es sinnvoll sein, zumindest zeitweise auf eine Kombination aus synthetischem Gestagen und bioidentischem Östrogen zu setzen. Warum? Das Gestagen beruhigt den Eierstock, schaltet die großen Schwankungen aus (und damit auch die Symptome!), und die meist transdermale Östrogengabe ersetzt das fehlende Östrogen.

Sinnvolle Therapiekombinationen

Im Grunde können alle Therapieoptionen miteinander kombiniert werden. Allerdings empfehle ich keine gleichzeitige Verwendung von Passionsblume und Östrogen. Die Passionsblume hat nämlich einen (leicht) phytoöstrogenen Effekt, setzt also an die gleichen Rezeptoren an wie das Östrogen. Das kann zu einem »Konkurrenzverhalten« führen und sollte vermieden werden.

FRAGE: Ich bin in den Wechseljahren und habe ziemlich viele Beschwerden. Ich habe das Gefühl, jeden Tag

kommt etwas Neues hinzu. Seit ein paar Tagen kribbelt es wie verrückt unter meiner Haut. Hängt das auch mit den Hormonen zusammen?

ANTWORT: »Als ob tausend Ameisen unter meiner Haut krabbeln würden, so fühlt sich das an!«, klagte mir einmal eine Patientin ihr Leid. Sie war damit bereits bei einer Neurologin gewesen und hatte verschiedene Untersuchung gemacht. Sogar der Verdacht auf Multiple Sklerose, eine unheilbare Nervenkrankheit, stand im Raum – und konnte zum Glück ausgeschlossen werden.

Sie war erstaunt, dass ich nicht überrascht reagierte, als sie mir von ihren Beschwerden berichtete. Kribbeln, das ist tatsächlich auch so ein Symptom, das bei Frauen in den Wechseljahren gar nicht so selten auftritt. Östrogen hat nämlich einen gehörigen Einfluss auf unsere Nerven (damit haben wir uns schon beim Thema »Ohr« beschäftigt). Die Veränderung des Östrogenspiegels kann dafür sorgen, dass sich nicht nur die Nervenweiterleitung verändert, sondern das ganze Nervensystem empfindlicher wird. Die Folgen sind mitunter Kribbeln, Hautjucken und sogar Missempfindungen wie Taubheitsgefühle oder gar Schmerzen.

Das stärkt die Nerven in den Wechseljahren:

- **Mikronährstoffe:** Besonders Vitamin B_6, B_9, B_{12}, Magnesium, Kalium, Zink, Vitamin D und Omega-3-Fettsäuren sind wichtig für eine gesunde Nervenfunktion.
- **Körperliche Bewegung:** Ausreichend Bewegung fördert nicht nur die Durchblutung, sondern kann auch unangenehmes Nervenkribbeln lindern.
- **Stimulierende Massagen:** Das Gleiche gilt für durchblutungsfördernde Massagen. Durch eine verbesserte

Durchblutung werden nämlich nicht nur Abbauprodukte des Stoffwechsels abtransportiert, sondern die Nerven auch ausreichend mit Nährstoffen und Sauerstoff versorgt.

- **Wechselduschen, -bäder:** Genau darauf beruht auch das Prinzip des Wechsels zwischen kalt und warm. Kälte sorgt dafür, dass sich die Gefäße zusammenziehen, Wärme dagegen für eine Weitstellung derselben. Durch einen schnellen Wechsel wird der Kreislauf angeregt und damit auch die Durchblutung gefördert.
- **HRT:** Eine individuell angepasste Hormonersatztherapie kann das Kribbeln und die Missempfindungen verbessern.

Sinnvolle Therapiekombinationen

Es können alle Therapieoptionen miteinander kombiniert werden.

FRAGE: Ich bin 47 Jahre alt und kann seit geraumer Zeit keine Kontaktlinsen mehr tragen. Meine Augen sind total trocken. Warum ist das plötzlich so, und gibt es etwas, das ich tun kann?

ANTWORT: Etwa zwei Drittel aller Frauen in den Wechseljahren leiden unter trockenen Augen .[3] Das sind ziemlich viele, und dennoch wissen die wenigsten betroffenen Frauen, dass ihre Beschwerden hormonell bedingt sind. Neben der Veränderung des Östrogens spielt übrigens auch das Hormon Testosteron (ja, es ist wirklich nicht nur für Männer wichtig!) eine entscheidende Rolle. Um zu verstehen, was da mit unseren Augen passiert, hilft die genaue Betrachtung ihres anatomischen Aufbaus.

Der anatomische Aufbau unseres Auges

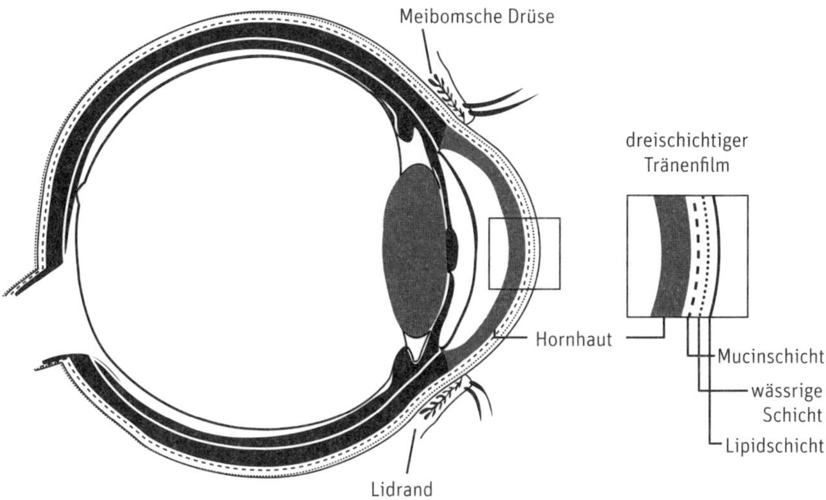

Die Meibom-Drüse sitzt in den Lidrändern des Auges und produziert einen öligen Film, der für die Stabilität des Tränenfilms wichtig ist. Diese Drüse reagiert sehr sensibel auf die sinkenden Östrogen- und Testosteronspiegel. Übersetzt bedeutet das: Sie arbeitet nicht mehr so wie früher. Dadurch wird weniger Fettfilm gebildet, und die Tränenflüssigkeit verdunstet deutlich schneller.

Viele betroffene Frauen berichten über:

- Augentrockenheit
- Fremdkörpergefühl im Auge (»Sandkorngefühl«)
- verschwommenes Sehen
- müde Augen
- häufige Augeninfektionen

Das hilft gegen trockene Augen in den Wechseljahren:

- **Gezielter Schutz der Augen:**
  - viel frische Luft
  - zum UV-Schutz Sonnenbrille verwenden
  - Zugluft, Klimaanlage und Nikotinrauch meiden
  - Bildschirmzeit reduzieren
- **Lokale Augentropfen:** Hyaluronsäurehaltige Augentropfen (»künstliche Tränen«) sorgen für eine ausreichende Befeuchtung. Auch der pflanzliche Bestandteil Eufrasia *(Euphrasia officinalis)* in Augentropfen kann Linderung bei Symptomen aufgrund von Augentrockenheit verschaffen. Sowohl östrogen- als auch testosteronhaltige Augentropfen können lokal den Hormonmangel behandeln und so die Stabilität des Tränenfilms verbessern.[4]
- **HRT:** Eine systemische HRT scheint hingegen nicht sicher die Augenbeschwerden zu lindern.

Sinnvolle Therapiekombinationen

Hier können alle Therapieoptionen miteinander kombiniert werden.

FRAGE: Mein Mund brennt wie Feuer! Das ist so furchtbar unangenehm. Ich bin 51 Jahre alt und wirklich verzweifelt. Ich war bei einer HNO-Ärztin, meinem Zahnarzt und meiner Hausärztin. Alle drei sagen, sie sehen nichts Auffälliges. Aber ich spüre es doch! Was ist das bloß?
ANTWORT: Es ist wirklich verrückt! Auch der Mundbereich ist von den Wechseljahren betroffen. Und genau

deshalb wünsche ich mir so sehr, dass das Thema »Hormone« in allen medizinischen Fachrichtungen gelehrt wird – ja, auch bei den HNO-Ärzten und Zahnärztinnen. Denn ich bin mir sicher, dass ganz oft Frauen über vierzig auf dem Stuhl sitzen, deren Leiden hormonell bedingt ist.

Auch in diesem Fall scheint vor allem das Östrogen eine entscheidende Rolle zu spielen. Ich habe bereits von dessen antientzündlicher Wirkung erzählt. Kommt es in den Wechseljahren jedoch immer wieder zu niedrigen Östrogenspiegeln, geht das auch nicht immer spurlos an Zähnen und Zahnfleisch vorüber: Viele Frauen leiden in dieser Zeit unter vermehrten Zahnfleischentzündungen, Parodontitis und Kariesbefall.

Zudem spielen sowohl Östrogen als auch Progesteron eine entscheidende Rolle bei der Kollagensynthese. Kollagen ist wichtig für unser Bindegewebe und damit auch für unseren Zahnhalteapparat. Wird es nicht mehr in ausreichendem Maße hergestellt, kann dies unter anderem zu einer erhöhten Anfälligkeit für Zahnfleischentzündungen bzw. zu dessen Rückgang und letztendlich zu einer Lockerung der Zähne führen.

Beide Hormone sorgen auch für einen ausreichenden Speichelfluss. Ein Mangel kann zu einem unangenehm trockenen Mund (Xerostomie) und auch dem in der Frage beschriebenen starken Brennen führen.

Häufige Symptome im Mundbereich in den Wechseljahren sind:

- Zahnfleischentzündungen (hormonelle Gingivitis)
- Parodontitis (Entzündung des Zahnhalteapparates)
- häufige Karies
- Zahnfleischbluten
- weicheres Zahnfleisch
- reduzierter Speichelfluss

- trockene Schleimhäute
- brennende Zunge (»burning mouth«)
- veränderter Geschmack
- Mundgeruch

Das hilft bei Beschwerden im Mundraum

- **Gezielte Pflege des Mundbereichs:**

  - ausreichend trinken (bitte zuckerfreie Getränke!)
  - gründliche Zahnhygiene (bitte an Zahnseide und regelmäßige professionelle Zahnreinigung denken)
  - Verwendung von sanften Zahnbürsten
  - Verzicht auf scharfe Speisen, Nikotin und zu viel Alkohol

- **Stimulation des Speichelflusses:** Hier helfen zuckerfreie Kaugummis.
- **Phythopharmaka:** Fenchel, Salbei, Pfefferminz und Ingwer haben eine speichelanregende Wirkung. Als Tee oder Mundspülung können sie zuverlässig helfen, die Mundregion feucht zu halten.
- **Mikronährstoffe:** Auch der Kieferknochen will geschützt sein. Eine ausreichende Zufuhr von Vitamin D, Calcium und Vitamin K_2 ist deshalb besonders wichtig.
- Zum Schutz des gesamten Mundraumes empfiehlt sich außerdem aufgrund der antioxidativen Wirkung eine ausreichende Menge an Omega-3-Fettsäuren.
- **HRT:** Eine individuell angepasste HRT kann die Symptome, die den Mundbereich betreffen, deutlich verbessern.[5]

Sinnvolle Therapiekombinationen

Es können alle Therapieoptionen miteinander kombiniert werden.

FRAGE: Ich bin total verzweifelt: Ich bin 48 Jahre alt und schlafe seit Monaten nicht mehr. Erst dauert es stundenlang, bis ich einschlafe, dann wache ich alle zwei Stunden auf. Ich bin total gerädert und überhaupt nicht mehr leistungsfähig. Was kann ich tun?

ANTWORT: Ich persönlich denke, dass Schlafstörungen mitunter das belastendste Symptom der Perimenopause sind. Die Verzweiflung, wenn es wieder unmöglich ist, in den Schlaf zu finden, die bleierne Müdigkeit tagsüber und insgesamt das körperliche und seelische Unwohlsein, verbunden mit Konzentrationsproblemen und Energielosigkeit. Schlafstörungen sind also nicht nur für sich ein ernst zu nehmendes »Problem«, sondern können zudem einen ganzen Rattenschwanz an weiteren Beschwerden nach sich ziehen. Um das »Schwarzmalen« perfekt zu machen, muss ich noch ergänzen, dass chronischer Schlafmangel ein Risikofaktor für unter anderem Übergewicht und kardiovaskuläre Krankheiten ist.

Mein Ziel ist jedoch keinesfalls, Ängste zu schüren, und deshalb komme ich nun zum Wichtigsten: So belastend perimenopausale Schlafstörungen sind, so gut sind sie behandelbar. Ich denke oft an eine Patientin, die einige Wochen nach Beginn einer Hormonersatztherapie vor mir saß und vor Erleichterung geweint hat, weil sie endlich schlafen konnte und »sich wieder wie ein Mensch« gefühlt hat.

Was ist aber überhaupt die Ursache für den schlechten Schlaf? Am Anfang des Buches haben wir uns schon den

Einfluss von Östrogen und Progesteron auf unseren Schlaf angeschaut: Viele Frauen schlafen kurz vor und während der Menstruation schlecht, weil sich Östrogen- und Progesteronspiegel verändern. Das Ganze lässt sich ziemlich leicht auf die Perimenopause übertragen. Allerdings dauern die Veränderungen der Hormonspiegel jetzt nicht mehr nur ein paar Tage an, sondern es verändert sich grundsätzlich etwas.

Noch einmal zu Erinnerung: Östrogen ist wichtig für unsere REM- und Tiefschlafphase, die Abbauprodukte des Progesterons wirken entspannend und schlaffördernd. Also völlig logisch, dass sich unser Schlaf nicht zum Guten verändert, wenn entweder ein hormonelles Ungleichgewicht vorliegt oder beide Hormonspiegel niedrig sind.

Ich möchte hier unbedingt noch einmal den Satz aus der Frage aufgreifen: »Ich schlafe seit Monaten nicht mehr!« Ich weiß, dass sich das *genau so* anfühlt. Dennoch möchte ich an dieser Stelle etwas beruhigend auf unsere Empfindung einwirken: Aus Untersuchungen im Schlaflabor wissen wir, dass Menschen, die das Gefühl haben, *überhaupt nicht* zu schlafen, grundsätzlich ihre tatsächliche Schlafenszeit unterschätzen – denn sie schlafen natürlich. Das ändert jedoch selbstverständlich nichts daran, dass sie sich morgens nicht erholt und ausgeruht fühlen, weswegen wir uns jetzt unbedingt gemeinsam Therapiemaßnahmen anschauen sollten, die helfen!

Ich wiederhole dazu noch einmal in Kürze die Hilfsmittel, die ich bereits im ersten Teil des Buches bei den hormonell bedingten Schlafstörungen genannt habe. Wer es ausführlicher haben möchte, kann gern noch einmal zurückblättern (siehe Seite 29).

- Rituale und Schlafplan einhalten
- Ausreichend körperliche Bewegung tagsüber
- Verzicht auf Alkohol und späten Kaffee

Phytopharmaka

- **Baldrian:** 400 bis 600 mg Baldriantrockenextrakt 30 Minuten vor dem Schlafengehen einnehmen
- **Melisse:** 300 mg Zitronenmelissenextrakt 30 Minuten vor dem Schlafengehen einnehmen
- **Passionsblumenkraut:** 500 mg Passionsblumenkrautextrakt 30 Minuten vor dem Schlafengehen einnehmen.

Gezielt Mikronährstoffe zuführen

Bei Schlafstörungen sind vor allem Magnesium, B-Vitamine, Omega-3-Fettsäuren, Zink und Vitamin D wichtig.

Kognitive Verhaltenstherapie

Es können verhaltenstherapeutische Maßnahmen ergriffen werden, um das Schlafen (wieder neu) zu lernen.

Das hilft bei Schlafstörungen in den Wechseljahren:

- **HRT:** Eine besonders wichtige Rolle spielt bei Schlafstörungen allerdings der hormonelle Ersatz.
- **Mikronisiertes Progesteron** kann, ich habe das bereits erklärt, sowohl oral als auch vaginal substituiert werden. Oral hat es eine schlaffördernde Wirkung. Ich empfehle deshalb allen Frauen, bei Schlafproblemen eine halbe Stunde vor dem Zubettgehen mindestens 100 mg Progesteron oral zu sich zu nehmen. Manchen Frauen

reicht das, andere brauchen bis zu 400 mg, um einen Effekt zu spüren. Hier lautet die Devise: einfach ausprobieren!

- Da auch Östrogen den Schlaf nachweislich verbessert, ist es sinnvoll, zumindest einen Teil der täglich substituierten Menge, meist in Form eines Gels oder Sprays, ebenfalls am Abend, etwa 30 Minuten vor dem Schlafengehen, zu applizieren. Wie Östrogen substituiert werden kann, schauen wir uns gleich genauer an (siehe Seite 189).
- **Melatonin:** Obwohl die aktuelle Datenlage zeigt, dass Melatonin, das »Schlafhormon«, vor allem bei einem gestörten Schlaf-wach-Rhythmus, z. B. bei Schichtarbeit oder Jetlag, und bei älteren Menschen wirksam ist, mache ich auch mit meinen Patientinnen in der Perimenopause einen Therapieversuch. Ich starte in der Regel mit 2 mg Melatonin vor dem Schlafengehen. Wenn besonders das Einschlafen Probleme bereitet, verordne ich ein schnell wirksames Präparat, wenn es das ständige oder frühe Aufwachen ist, empfehle ich ein Retard-Präparat, das das Hormon zeitversetzt freisetzt.
- **Tageslichtlampe:** Um einen gesunden Tag-Nacht-Rhythmus und damit die geregelte Melatoninausschüttung zu unterstützen, kann eine Tageslichtlampe sinnvoll sein. Sie sorgt dafür, dass die Melatoninausschüttung bei Verwendung der Lampe tagsüber gedrosselt und abends, also dann, wenn die Lampe ausgeschaltet und es dunkel ist, verstärkt wird.

Sinnvolle Therapiekombinationen

Es können fast alle Therapieoptionen miteinander kombiniert werden. Ich empfehle allerdings keine gemeinsame Substitution von Passionsblumenkraut und Östrogen im Rahmen einer HRT, da die Passionsblume phytoöstrogen wirkt.

FRAGE: Diese Hitzewallungen machen mich fertig! Früher habe ich gedacht: *Ach, dann wird einem halt ein bisschen warm,* jetzt weiß ich, 48 Jahre, dass es total anders ist. Mir läuft nicht nur der Schweiß, sondern mir wird auch richtig schlecht und schwindelig. Ist das normal?

ANTWORT: Frauen, die unter Hitzewallungen leiden, wird oft signalisiert, dass das bisschen Schwitzen doch nicht so schlimm sein könne. Weit gefehlt! Vasomotorische Symptome, kurz VMS, können einen erheblichen Leidensdruck verursachen. Etwa 80 Prozent aller Frauen in den Wechseljahren leiden unter VMS, unter die nicht nur die klassischen Hitzewallungen fallen, sondern auch Schweißausbrüche und nächtliches Schwitzen. Einige Frauen berichten außerdem von einem grundsätzlich veränderten Temperaturempfinden.

Doch wie entstehen VMS eigentlich? Die Ursache dafür liegt in unserem Kopf: Der sinkende bzw. schwankende Östrogenspiegel sorgt dafür, dass es zu einer Störung der Signalübertragung in unserem Temperaturregulationszentrum im Hypothalamus kommt. Dadurch erweitern sich die Hautgefäße, und es wird vermehrt Wärme abgegeben.

Diese »innere Hitze« ist nicht selten mit weiteren körperlichen Symptomen verbunden. Viele Betroffene berichten zusätzlich über Kreislaufprobleme, Herzrasen und -stolpern, Angst und Panik und eine gestörte Nachtruhe. VMS führen aus Scham mitunter sogar zu einem sozialen Vermeidungsverhalten. Übelkeit und Schwindel, wie in der Frage genannt, sind ebenfalls ganz häufige Begleitsymptome. Aber nur weil sie häufig vorkommen, heißt das noch lange nicht, dass sie ausgehalten werden müssen!

Das hilft bei Schwitzen und den damit verbundenen Symptomen in der Perimenopause:

- **Verzicht auf Nikotin und Alkohol.** Das empfehle ich zunächst mal allen Betroffenen. Auch ein übermäßiger Koffeinkonsum sollte vermieden werden, ebenso wie heiße Getränke und scharfe Speisen.
- **Zwei Liter Wasser trinken:** Es ist unglaublich wichtig, dass die Frauen außerdem auf eine ausreichende Flüssigkeitszufuhr achten, mindestens zwei Liter am Tag sollten es sein.
- **Regelmäßige körperliche Bewegung und ein gesundes Körpergewicht** helfen dabei, die VMS zu reduzieren.
- **Entspannung** ist ebenfalls besonders wichtig. Wir wissen mittlerweile, dass ein erhöhter Cortisolspiegel einen negativen Einfluss auf eine Vielzahl von Wechseljahresbeschwerden hat. Zu nennen wären hier zum Beispiel Yoga und/oder Meditation.
- **Kognitive Verhaltenstherapie und Akupunktur** scheinen außerdem einen positiven Effekt auf das quälende Schwitzen zu haben.

Phytopharmaka

- **Traubensilberkerze** *(Cimicifuga racemosa)*: Sehr gute Studien haben gezeigt, dass sie nicht nur bei leichten bis mittelstarken Hitzewallungen wirksam ist, sondern auch bei depressiven Verstimmungen in der Perimenopause. Sie ist auch für Frauen geeignet, die einen hormonrezeptor-positiven Brustkrebs haben oder hatten.
- **Rhapontik-Rhabarber** *(Rheum rhaponticum)* (siehe Seite 204)
- **Rotklee** *(Trifolium pratense)* (siehe Seite 204)

Medikamentöse Therapien

Zu guter Letzt gibt es auch Medikamente, die nachweislich gegen VMS wirksam sind.

- **HRT:** Erwähnen möchte ich vor allem die bioidentischen Hormone, insbesondere Estradiol.
- **NK3-Antagonist:** Seit einiger Zeit ist zudem ein Präparat mit dem Wirkstoff Fezolinetant, einem sogenannten NK3-Antagonisten, »auf dem Markt«, das direkt an den Rezeptoren des Gehirns ansetzt und dadurch die Signalübertragung im Temperaturzentrum beeinflusst. Diese Therapie ist auch für Frauen, die aus den unterschiedlichsten Gründen keine hormonelle Therapie durchführen dürfen, geeignet.
- **SSRI/SNRI:** Studien haben auch gezeigt, dass eine antidepressive Therapie mit SSRI und SNRI eine VMS-Symptomatik erfolgreich behandeln kann. Eine gute Therapieoption für Frauen, die keine HRT machen möchten oder können.

Sinnvolle Therapiekombinationen

Bitte keine Kombination von Phytopharmaka mit einer HRT bzw. eine Kombination aus HRT und NK3-Antagonist!

FRAGE: Ich bin 49 Jahre alt und habe Angst, dass ich eine Alzheimererkrankung habe. Ich vergesse so viel, mein Gedächtnis ist wie ein Sieb. Ich kann mich insgesamt so schlecht konzentrieren. Mittlerweile ist es selbst bei meiner Arbeit zum Problem geworden. Ich habe große Angst, dass mir bald ein schwerwiegender Fehler passiert. Ich überlege, mich erst einmal krankschreiben zu lassen.

ANTWORT: Ganz herzlichen Dank für deine Frage! Zunächst möchte ich dich beruhigen: Ich bin ziemlich sicher, dass du *nicht* an Alzheimer leidest! Kognitive Funktionsstörungen wie Konzentrationsstörungen und Gedächtnisprobleme sind ganz häufige Symptome der Wechseljahre! Ich freue mich so über deine Frage, weil es mir die Möglichkeit gibt, einmal ganz alarmierende Zahlen zu teilen. Perimenopausale Beschwerden sind nicht nur ein ganz persönliches, also »privates« Problem oder nur eines der Frauen, sondern ein gesamtgesellschaftliches. Das zeigt die sogenannte MenoSupport-Umfrage, deren erste Ergebnisse im Jahr 2023 veröffentlicht wurden. Diese Umfrage beschäftigte sich intensiv mit dem Einfluss der Wechseljahre auf die Arbeitsfähigkeit der Frauen. Und siehe da: Der Einfluss ist gewaltig! 74,3 Prozent der knapp 2000 befragten Frauen in der Perimenopause gaben an, sich im Job weniger gut als vorher konzentrieren zu können. Das wiederum ist für die Betroffenen häufig eine große Belastung und führt dazu, dass an der eigenen Kompetenz gezweifelt wird. Absolut verständlich, denn natürlich steigt mit mangelnder Konzentrationsfähigkeit die Angst, etwas Wichtiges zu vergessen bzw. Fehler zu machen. 38 Prozent erklärten deshalb, weniger Selbstbewusstsein als früher bezüglich ihrer Fähigkeiten zu haben. Und jetzt kommt es: 24 Prozent hatten bereits überlegt, ihre Arbeitsstunden zu reduzieren, 15,9 Prozent, eine berufliche Auszeit zu nehmen, und 10 Prozent sogar, früher in den Ruhestand zu gehen (bei den über 55-jährigen Frauen waren es sogar 19,4 Prozent!). Insgesamt waren 29,4 Prozent bereits aufgrund der Wechseljahresbeschwerden krankgeschrieben.[6]

Frauen mit kognitiven Beschwerden sind also nicht allein – weder mit den Symptomen noch in Folge mit den Überlegungen, sich (zumindest zunächst) beruflich zurückzuziehen. Und damit kommen wir zu dem Punkt, dass diese Beschwerden natürlich in erster Linie, aber eben nicht nur für die Frauen selbst eine große Herausforderung und Belastung sind, sondern letztendlich auch für unsere gesamte Gesellschaft und Wirtschaft. Schließlich können wir auf sie mit ihrer Lebens- und Berufserfahrung nicht verzichten in Zeiten des demografischen Wandels (die Gesellschaft wird immer älter, und immer mehr Menschen gehen in Rente) und des Fachkräftemangels. Sie werden dringend gebraucht, und darum müssen Frauen in den Wechseljahren endlich umfassend unterstützt werden! Mal davon abgesehen, dass es natürlich ohnehin wichtig ist, dass es ihnen besser geht und sie diese spannende Zeit ihres Lebens genießen können.

Kognitive Einschränkungen wie Konzentrations- und Gedächtnisstörungen und das Gefühl von Nebel im Kopf (»Brain Fog«) sind, wie bereits erwähnt, ganz häufige Symptome der Perimenopause. Obwohl dieses Wissen um den zerebralen Einfluss des Östrogens schon lange bekannt ist, herrscht immer noch sehr viel Unklarheit darüber, was genau in unserem Gehirn passiert, wenn sich unser Hormonspiegel grundlegend ändert.

Wir gehen davon aus, dass hier das Östrogen wieder einmal eine entscheidende Rolle spielt. Bekannt ist nämlich bereits, dass es nicht nur die Nervenzellen schützt und die neuronalen Verbindungen untereinander erhält, sondern auch für die Funktion ganzer Hirnareale verantwortlich ist.

Östrogen verhindert zudem offenbar, dass sich die Eiweiße bilden und ablagern, die vermutlich langfristig für die Entwicklung einer Alzheimer-Erkrankung verantwortlich sind. Keine Angst: Frauen, die in der Perimenopause unter Gedächtnis- und Konzentrationsstörungen leiden, haben natürlich keine Demenz! Ich möchte nur nicht unerwähnt lassen, dass die Schwankungen bzw. der Wegfall dieses wichtigen Sexualhormons nicht nur für akute kognitive Beschwerden verantwortlich sind, sondern es auch für Folgeerkrankungen des Gehirns sein können.

Natürlich wirkt sich auch Schlafmangel, der, wie wir bereits erfahren haben, in der Perimenopause ebenfalls häufig auftritt, auf die kognitive Leitungsfähigkeit aus. Frauen, die nachts nicht zur Ruhe kommen und kein Auge zu machen, fühlen sich am nächsten Tag oft völlig erschlagen und können sich schlecht konzentrieren. Und auch Hitzewallungen können unsere Konzentrationsfähigkeit negativ beeinflussen.

Das Hormon Testosteron hat übrigens ebenfalls einen großen Einfluss auf unsere kognitiven Fähigkeiten. Sinkende Spiegel in den Wechseljahren können Konzentrationsprobleme, »Brain Fog« und Co. ebenfalls verstärken.

Zwei gute Nachrichten möchte ich dir hier unbedingt mit auf den Weg geben: Erstens zeigt nur ein kleiner Teil der Frauen in der Perimenopause, die unter kognitiven Beschwerden leiden, bei klinischen Untersuchungen tatsächlich eine messbare Beeinträchtigung auf – nämlich etwa 11 bis 13 Prozent.[7] Das bedeutet zwar einerseits, dass die Frauen vermutlich (und leider) mehr Energie aufbringen müssen, um geistig topfit zu sein, andererseits funktioniert das Gehirn aber einwandfrei. Zweitens sind diese erheblichen kognitiven Symptome meist zeitlich begrenzt. Eine Studie zeigt, dass sich die wichtigen Gehirnregionen in der Postmenopause zu erholen scheinen.[8]

Das hilft bei kognitiven Problemen in den Wechseljahren:

- **Bewegung:** Regelmäßige körperliche Bewegung schützt nicht nur vor kardiovaskulären Erkrankungen (die für sich genommen ebenfalls ein Risikofaktor für Demenz sind), sondern sorgt auch dafür, dass das Gehirn gut durchblutet und ausreichend versorgt ist. Am besten ist hier eine Kombination aus Ausdauer- und Kraftsport. Perfekt ist es, wenn neben der körperlichen Bewegung gleichzeitig auch die Koordination mittrainiert wird. Das gelingt zum Beispiel mit integrierten Gleichgewichtsübungen und rhythmischen Trainingseinheiten.
- **Schlaf:** Auch ein gesunder und vor allem regelmäßiger Schlaf schützt unser Gehirn. Denn währenddessen wird dort oben im Klartext einmal so richtig schön »sauber gemacht«: Entstandene Stoffwechselprodukte, wie zum Beispiel das für die Alzheimererkrankung

typische ß-Amyloid, werden entsorgt, und so wird das Risiko für Plaque-Ablagerungen reduziert.

- **Stressreduktion:** Ein dauerhaft erhöhter Cortisolspiegel wirkt sich nachweislich negativ auf unsere Hirngesundheit aus. Deshalb sind regelmäßige Entspannungsphasen auch für unser Gehirn so enorm wichtig!
- **Ernährung:** Wissenschaftliche Daten zeigen auch hier, dass die mediterrane Ernährung einen präventiven Nutzen hat. Zunächst einmal schützt sie, das wissen wir schon, unser Herz-Kreislauf-System und wirkt damit präventiv, was die Entstehung einer vaskulären Demenz angeht. Außerdem scheint sie auch vor Alzheimer zu schützen. Das liegt vor allem an den in ihr enthaltenen Antioxidantien, den Ballaststoffen und den mehrfach ungesättigten Fettsäuren.
  Ein Puzzleteil zur Unterstützung und Erhaltung unserer kognitiven Fähigkeiten ist also eine Ernährung bestehend aus viel Obst und Gemüse, Hülsenfrüchten, Olivenöl und fettem Seefisch. Durch die komplexen Kohlenhydrate bleibt außerdem der Blutzuckerspiegel stabil und sorgt für eine gleichmäßige Energie, die für die Hirnleistung zur Verfügung gestellt werden kann.
- **Gehirntraining:** Das Gehirn regelmäßig zu fordern und zu trainieren, sorgt dafür, dass die Neuroplastizität gestärkt wird. Das bedeutet, dass das Gehirn in der Lage bleibt, Nervenverbindungen zu erhalten sowie neu herzustellen. Hier bietet sich alles an, was Spaß macht: eine neue Sprache lernen, rätseln, ein Musikinstrument spielen, kreativ sein!
- **HRT:** Eine passende Hormonersatztherapie kann, auch durch die adäquate Behandlung von Schlafstörungen und Hitzewallungen, die kognitiven Symptome deutlich verbessern.
  Leider »ploppen« immer wieder Nachrichten auf, die

vermitteln, dass eine HRT, im Gegensatz, das Risiko für eine Demenzerkrankung erhöhen könne. Es ist ganz wichtig, dass wir das richtig einordnen! Einerseits ist hier der zeitliche Rahmen entscheidend. Mittlerweile wissen wir, dass eine HRT, die zeitnah nach der Menopause (oder bereits vorher) begonnen wird, einen schützenden Effekt auf das Gehirn und seine Leistung hat. Andererseits ist Hormonersatztherapie nicht gleich Hormonersatztherapie. Die Studien, die eine Risikoerhöhung zeigen, wurden in der Regel mit synthetischen Hormonen und bei Frauen über 65 Jahre durchgeführt. Neuere Daten zeigen, dass nicht nur Östrogen allein das Demenzrisiko senkt, sondern dass eine bioidentische Kombination aus Östrogen und Progesteron sicher für das Gehirn ist.[9]

- Ich möchte hier außerdem die Möglichkeit einer **Testosterontherapie** erwähnen. Ich habe einige Patientinnen, die sich erst durch Ergänzung dieses Hormons kognitiv wieder voll auf der Höhe gefühlt haben. Ist eine Östrogenmonotherapie (wenn keine Gebärmutter mehr vorhanden ist) oder eine Kombination aus Östrogen und Progesteron nicht ausreichend, kann die Therapie also um das Testosteron erweitert werden.[10]

Sinnvolle Therapiekombinationen

Es können alle Bausteine perfekt miteinander kombiniert werden.

FRAGE: Meine Hausärztin hat mir eine Überweisung zum Psychologen gegeben. Sie sagt, ich hätte eine »depressive Episode«. Vermutlich hat sie recht. Ich bin so niederge-

schlagen, ohne Energie und fühle mich hoffnungslos. Meine Gedanken sind grau, und mir fehlt jegliche Lebensfreude. Jetzt überlege ich, ob es mit den Wechseljahren zusammenhängen könnte. Ich bin 51 Jahre alt. Ist das möglich?

ANTWORT: Ja, das ist sogar sehr gut möglich. Frauen haben grundsätzlich ein höheres Risiko als Männer, während ihres Lebens an einer Depression zu erkranken. Es beträgt ganze 18 bis 21 Prozent. Interessant ist: Während der Wechseljahre erhöht sich dieses Risiko im Vergleich zur Prämenopause um das 1,5- bis 4-Fache. Grundsätzlich gelten Phasen der hormonellen Umstellung als ein »*Window of Increased Vulnerability*« (»Phasen der erhöhten emotionalen Verletzlichkeit«), das heißt als eine Zeit, in der das Risiko für Angsterkrankungen und Depressionen zunimmt.

Untersuchungen haben gezeigt, dass es Faktoren gibt, die es wahrscheinlicher machen, während der Perimenopause an einer Depression zu erkranken.

Dazu zählen:

- VMS (Vasomotorische Symptome)
- frühere depressive Episoden
- prämenstruelles Syndrom (PMS) in der Vorgeschichte
- Wochenbettdepression in der Vorgeschichte

Auch hier scheint vor allem das Östrogen eine entscheidende Rolle zu spielen, weil es enorm wichtig für unser gesamtes Nervensystem ist. Es reguliert nicht nur unsere kognitiven Funktionen, sondern auch unsere Stimmungslage, indem es unter anderem die Dichte der Serotoninrezeptoren in unserem Gehirn mitbestimmt. Es hat außerdem einen Einfluss auf andere wichtige Botenstoffe, wie Dopamin, Acetylcholin und Co. Die Abbauprodukte des Progesterons wirken zudem entspannend und angstlösend. Ein sich verändernder Spiegel von Östrogen und Progesteron kann sich also ganz direkt auf unsere psychische Gesundheit auswirken.

Was kann helfen? Mir ist besonders wichtig, die Frauen ernst zu nehmen und ihnen schnellstmöglich und ohne große Hindernisse adäquate Hilfe zukommen zu lassen. Für viele Frauen ist es nämlich psychisch besonders belastend, dass ihnen nicht geholfen wird, dass sie sich allein fühlen und ihren Symptomen hilflos ausgeliefert. Das darf nicht sein!

Das hilft bei depressiven Phasen während der Perimenopause:

- **Psychologische/psychiatrische Unterstützung**
- **Gezielte körperliche Aktivitäten**
- **Ausreichende Entspannungsphasen**
- **Mikronährstoffe:** Besonders wichtig ist hier die Versorgung mit Vitamin D, Zink, Magnesium, Eisen, B-Vitamine und Omega-3-Fettsäuren.
- **Phytopharmaka:** Die Traubensilberkerze wirkt nachweislich sowohl gegen Hitzewallungen als auch gegen depressive Verstimmungen. Auch Johanniskraut ist hilfreich bei depressiven Episoden.
- **HRT:** Einerseits lindert die Substitution von Estradiol und Progesteron natürlich quälende Beschwerden wie Schlafstörungen und Hitzewallungen. Andererseits zeigen Studien, dass sich vor allem der Einsatz von Östrogen stabilisierend auf die Psyche auswirkt.
- Wird bereits eine gut eingestellte HRT durchgeführt und bleibt die Stimmungslage instabil, sollte unbedingt an den Einsatz von Testosteron im Off-Label-Use gedacht werden. Studien haben gezeigt, dass bei Frauen, die bereits eine HRT machen, aber weiter unter einer

gedrückten Stimmung leiden, die zusätzliche Gabe von Testosteron zu einer deutlichen Symptomverbesserung führen kann.[11]

- **Antidepressive Therapie:** Gerade übergangsweise bzw. bis eine HRT gut eingestellt ist, kann eine antidepressive Therapie mit SSRIs oder SNRIs sinnvoll sein.

Sinnvolle Therapiekombinationen

Bitte keine Kombination aus Traubensilberkerze und HRT anwenden. Eine HRT kann mit einer antidepressiven Therapie kombiniert werden.

FRAGE: Ich fühle mich so wahnsinnig erschöpft! Manchmal habe ich das Gefühl, ich kann kaum noch meinen Alltag bewältigen. Vormittags geht es noch, aber gegen Mittag fühle ich mich dann so, also ob man mir wirklich »den Stecker ziehen« würde. Das macht mir richtig Angst! Ich bin 49 Jahre und frage mich, ob ich unter einer ernsthaften Erkrankung leide.

ANTWORT: Energielosigkeit – für Frauen, die mitten im Leben stehen, häufig ein besonders belastendes Symptom der Wechseljahre. Ja, es kann sogar richtig Angst machen, wenn plötzlich gar nichts mehr geht!

Die Ursache für diese massive Abgeschlagenheit ist multifaktoriell bedingt. Einerseits spielt natürlich auch hier ganz direkt die hormonelle Veränderung, vor allem des Östrogen-, aber auch des Testosteronspiegels, eine große Rolle. Beide Hormone sorgen nämlich dafür, dass wir uns lebendig und kraftvoll fühlen. Durch diese perimenopausalen Veränderungen können wir uns schlapp und ohne jegliche Power fühlen, ganz klar.

Aber auch andere hormonell bedingte Beschwerden rauben unserem Körper und unserer Seele Kraft. Das können einmal die nervenzehrenden Schlafstörungen sein, aber auch Blutdruck- und Blutzuckerschwankungen, Hitzewallungen und die verschiedensten Entzündungsreaktionen, die plötzlich auftreten. Gar nicht so selten haben Frauen »in between« und in der Perimenopause auch einen erheblichen Eisenmangel aufgrund einer häufigen und auch starken Menstruationsblutung, was ebenfalls zu Müdigkeit und Abgeschlagenheit führen kann. Die Veränderung der Sexualhormone kann auch eine Auffälligkeit der Schilddrüse mit sich bringen.

Das sind alles verschiedene Erklärungen dafür, dass es überhaupt nicht verwunderlich ist, sich in dieser Lebensphase energielos zu fühlen. Wichtig ist jetzt, den passenden Ansatz für sich zu finden, um wieder in die Kraft zu kommen.

Zunächst empfehle ich hier eine Blutuntersuchung, um sich einen Gesamtüberblick zu verschaffen.

- **Großes Blutbild** (Differentialblutbild) plus CRP
- **Eisenhaushalt:** Serum-Eisen, Ferritin, Transferrin, Transferrinsättigung
- **Schilddrüse:** TSH, fT_3, fT_4, TPO-AK, Tg-AK, TRAK
- **Mikronährstoffe:** Vitamin D, Vitamin B_6, B_9 und B_{12}, Zink

Das hilft bei Energielosigkeit in der Perimenopause:

- **Körperliche Bewegung:** Es ist absolut verständlich, dass die Lust auf Sport gering ist, wenn die Energie fehlt. Und dennoch ist es jetzt besonders wichtig, die

Durchblutung und die Ausschüttung anregender Botenstoffe anzukurbeln. Zudem sollte man gerade bei Kraftlosigkeit an den Muskelaufbau denken, denn ein stabiler und kräftiger Körperbau gibt letztendlich wieder Kraft zurück.

- **Regelmäßige Ruhephasen:** Ebenso wichtig wie regelmäßige körperliche Bewegung sind regelmäßige Ruhepausen. Denn auch ein stets erhöhter Cortisolspiegel raubt uns Kraft und Energie. Meditation, Yoga, Pilates – was auch immer dazu dient, den Kopf freizubekommen und das ganze System einmal »runterzufahren«, sollte fester Bestandteil im Alltag sein.
- **Mediterrane Ernährung:** Wir haben bereits erwähnt, warum dies eine Ernährungsform ist, die uns besonders gut auf verschiedenen Ebenen unterstützt. Ich möchte sie hier noch einmal explizit aufführen, da sie unserem Körper auch dabei hilft, unseren Blutdruck und Blutzucker stabil zu halten. Zudem ist sie besonders nährstoffreich. Das alles sind wichtige Faktoren für ein stabiles Energieniveau – körperlich und auch mental!
- **Mikronährstoffe:** Wurden in der Blutuntersuchung Mangelzustände festgestellt, sollten diese natürlich ganz individuell passend dosiert aufgefüllt werden. Grundsätzlich ist es jetzt wichtig, auf eine ausreichende Zufuhr von Vitamin D, Magnesium, Zink, Omega-3-Fettsäuren, Eisen, Vitamin C und den B-Vitaminen zu achten.
- **HRT:** Eine individuell angepasste Hormonersatztherapie ersetzt nicht nur die fehlenden Hormone (sorgt also per se für mehr Energie), sondern lindert auch belastende Symptome wie Schlafstörungen, Hitzewallungen und Co. Frauen mit Gebärmutter sollten hier auf eine passende Östrogen-Progesteron (oder Gestagen)-Kombination zurückgreifen, Frauen ohne

Gebärmutter können (rein theoretisch) auf Progesteron (oder Gestagen) verzichten (müssen sie aber nicht, wenn sie es zum Beispiel zum Schlafen oder insgesamt für die Stimmung benötigen). Ich möchte noch einmal die Möglichkeit einer zusätzlichen Testosterontherapie unterstreichen. Gerade, was Energie und Kraft betrifft, kann Testosteron ein echter Gamechanger sein!

Sinnvolle Therapiekombinationen

Hier bitte alles zusammen anwenden für den größtmöglichen Erfolg.

FRAGE: Im Grunde tut mir mein ganzer Körper weh. Morgens brauche ich mittlerweile richtig lange, um aus dem Bett zu kommen, weil sich meine Gelenke total steif anfühlen. Tagsüber schmerzen sie, vor allem in meinen Fingern. Auch meine Muskulatur fühlt sich insgesamt steif und unbeweglich an. Ich fühle mich wie eine alte Frau – obwohl ich erst 51 Jahre alt bin! Was ist bloß los mit mir?

ANTWORT: Ich kenne viele Frauen in den Wechseljahren, die genau davon berichten: Obwohl sie sich eigentlich in der Blüte ihres Lebens sehen, fühlen sie sich körperlich alt. Das liegt zu einem großen Teil an den plagenden Muskel- und Knochenschmerzen und den steifen Gelenken. Das morgendliche Aufstehen gleicht mitunter einem Drahtseilakt, weil es kaum möglich ist, aus dem Bett zu kommen – erst recht nicht, ohne dass es knackt und knirscht. Viele Frauen haben deswegen auch eine Odyssee bei Ärztinnen und Ärzten hinter sich: von der Orthopädin über die Radiologin bis hin zum Rheumatologen war alles dabei – ohne dass eine eindeutige Diagnose gestellt wurde.

Manchmal heißt es auch einfach nur: »Ach ja, das Alter!«, was natürlich nicht falsch ist, aber leider wenig zielführend, was die Beschwerden angeht.

Und weißt du was? Natürlich spielen auch hier die Hormone wieder eine maßgebliche Rolle! Die Veränderung der Östrogen- und Progesteronspiegel (und des Testosterons!) verändert nicht nur den allgemeinen Zustand der Gelenke, sondern auch deren Beweglichkeit. Vor allem das Östrogen fördert die Durchblutung der Gelenke, der Gelenkhäute und des umgebenden Gewebes. Zudem wirkt es antientzündlich.

Typische Mangelsymptome sind deshalb:

- Gelenksteifigkeit
- Gelenkschwellung
- Schmerzen v. a. im Bereich von Schultern und Nacken, Fingern und Händen, Rücken und Hüfte sowie Knie

Dazu eine kleine Anekdote: Viele Jahre war man der Überzeugung, dass asiatische Frauen keine Wechseljahresbeschwerden hätten. Dieser Mythos geistert übrigens immer noch durch die Welt. Es wurde vermutet, dass der Grund dafür der regelmäßige Verzehr von Soja, einem Phytoöstrogen, sei. Mittlerweise wissen wir es besser! Zwar berichten asiatische Frauen tatsächlich weniger häufig über typische Symptome wie Hitzewallungen, leiden aber sehr häufig unter Muskel- und Gelenkschmerzen, insbesondere einer »frozen shoulder«. Es ist also klar: Weltweit, allerdings kulturell durchaus unterschiedlich, spüren Frauen die perimenopausalen Veränderungen!

Ich möchte abschließend zu diesem Thema nicht unerwähnt lassen, dass auch unsere Muskulatur auf die sinkenden Hormonspiegel reagiert. Ihre Durchblutung und damit verbunden ihre Elastizität nimmt ab und kann das Gefühl von Unbeweglichkeit und Steifigkeit zusätzlich verstärken.

Das hilft bei Gelenkschmerzen und Steifigkeit in der Perimenopause:

- **Ein knochen- und gelenkfreundlicher Lifestyle:** Das bedeutet grundsätzlich der Verzicht auf Nikotin. Zudem unbedingt ausreichend körperliche Bewegung, eine ausgewogene Ernährung und ein gesundes Körpergewicht!
- **Mikronährstoffe:** Für unsere Knochen und Muskulatur ist vor allem eine ausreichende Versorgung mit Vitamin D, Vitamin K_2, Calcium und Magnesium unabdingbar.
- Gezielter **Muskelaufbau** mit regelmäßigen Dehnübungen
- **HRT:** Eine Östrogemonotherapie (bei Frauen ohne Gebärmutter) und eine Östrogen-Progesteron (oder Gestagen)-Kombination können gegen Knochen-, Gelenk- und Muskelschmerzen in der Peri- und Postmenopause helfen. Zudem kann Testosteron im Off-Label-Use eine zusätzliche Unterstützung sein.

Übrigens: Bei lokalisierten Gelenkschmerzen kann es sinnvoll sein, einen Teil der täglichen Estradioldosierung direkt auf die schmerzende Stelle zu schmieren, weil sich die durchblutungsfördernde und entzündungshemmende Wirkung des Östrogens dann direkt »vor Ort« entfalten kann.

Sinnvolle Therapiekombinationen

Auch hier ist die Zusammensetzung aller beschriebenen Puzzleteile ideal!

FRAGE: Ich bin 46 Jahre alt und habe plötzlich vermehrte Fettpolster an den Oberschenkeln. Abends fühlen sich meine Beine total schwer an. Meine Freundin meinte neulich zu mir, dass das ein Lipödem sein könnte. Ich weiß, ehrlich gesagt, gar nicht, was genau das ist. Aber könnte das sein?
ANTWORT: Ja, das kann sogar sehr gut sein! Schauen wir aber zunächst einmal, was ein sogenanntes Lipödem genau ist. Bei einem Lipödem handelt es sich um eine unregelmäßige Fettverteilung des Körpers. Hierbei sammelt sich übermäßiges Unterhautfettgewebe vor allem an den Hüften, den Ober- und Unterschenkeln sowie dem Knie, seltener an den Armen. Das Lipödem tritt vor allem bei Frauen auf.

Typische Symptome und Begleiterscheinungen sind:

- symmetrisches Auftreten der Fettgewebsvermehrung
- Schwellungen
- Druck- und Berührungsempfindlichkeit
- Schmerzen
- blaue Flecken

Bezeichnend ist außerdem, dass das Lipödem recht wenig durch Sport und Gewichtsreduktion beeinflussbar ist.

Östrogen scheint eine wichtige Rolle bei der Entstehung dieser Erkrankung zu spielen. Es stimuliert die Vermehrung der Fettzellen. Kein Wunder also, dass das Lipödem gerne in Phasen einer Östrogendominanz, also »in between« und in der Perimenopause, auftritt.

Das hilft bei der Linderung von Lipödem:

- **Kompressionskleidung,** um die Flüssigkeitsansammlung zu reduzieren und auch, um den Lymphabfluss zu verbessern.
- **Regelmäßige Lymphdrainage**
- **Liposuktion (Fettabsaugen)**

Wichtig: Auch Frauen, die unter einem Lipödem leiden, können eine HRT machen. »In between« liegt der Fokus vor allem auf dem Ausgleich des Progesteronmangels. In der Perimenopause, also dann, wenn der Östrogenspiegel stark schwankt, kann mit niedrig dosiertem Östrogen in Kombination mit Progesteron gearbeitet werden. Es sollte allerdings darauf geachtet werden, dass keine Östrogenspitzen entstehen.

Sind die Östrogenschwankungen sehr stark, kann es sinnvoll sein, statt des Progesterons ein synthetisches Gestagen zu verwenden, um die Eierstöcke ruhigzustellen und das Estradiol in einer festen Dosierung hinzuzugeben.

FRAGE: Ich bin 51 Jahre alt und habe eine total trockene Vagina. Ich kann nicht einmal mehr enge Hosen tragen, weil es unangenehm ist. Beim Sex habe ich Schmerzen, und auch die gynäkologische Untersuchung ist kaum auszuhalten. Muss ich das so hinnehmen?

ANTWORT: Eine trockene, schmerzende und juckende Vagina ist ein ganz häufiges Symptom in der Peri- und Postmenopause. Gar nicht so selten fängt es bereits »in between« an.

Woran liegt das? Es ist der lokale Östrogenmangel, der zunächst einmal dafür sorgt, dass der vulvovaginale Bereich schlechter durchblutet wird. Durch die abnehmende Durchblutung tritt weniger Flüssigkeit, auch »Transsudat« genannt, durch die Gefäßwände, zudem werden weniger Sauerstoff und Nährstoffe transportiert. Die Folge: Die Schleimhäute werden letztendlich dünner und trockener.

Doch damit nicht genug! Die Milchsäurebakterien, die dafür sorgen, dass der vaginale pH-Wert sauer ist und damit einen Schutz vor unerwünschten Keimen bietet, benötigen ebenso Östrogen, um sich ausreichend vermehren zu können. Fehlt es, verändert sich der pH-Wert ins Basische. Die Folge: häufige vaginale Infektionen.

Als ob das nicht reichen würde, sorgt das fehlende Östrogen außerdem dafür, dass sich die Harnröhre nicht mehr richtig verschließt. Die Keime aus dem vulvovaginalen Bereich können also ungehindert durch die Harnröhre in die Harnblase wandern und für eine unangenehme Blasenentzündung sorgen. Außerdem leiden viele Frauen nun vermehrt unter einer Inkontinenzsymptomatik. Dieses ganze Beschwerdebild nennt sich »vulvovaginale Atrophie« und kann sehr belastend für die betroffenen Frauen sein.

Aber musst du das alles einfach so hinnehmen? Nein! Denn zum Glück gibt es auch hier Hilfe!

Das hilft bei vaginaler Trockenheit und wiederholten Infektionen:

- **Passende Intimhygiene:** Bitte unbedingt auf stark parfümierte Seifen und Duschgels verzichten! Sie stören zusätzlich die gesunde Vaginalflora. Unbedingt auf milde, pH-neutrale Waschlotionen zurückgreifen.
- **Auf eine regelmäßige vaginale Befeuchtung achten:** Dafür eignen sich Gels und Cremes mit Hyaluronsäure

und Glycerin. Einige Präparate enthalten zusätzlich Milchsäurebakterien, die die Vagina ansäuern.

- **Das Wichtigste: die vaginale Östrogenisierung.** Sie ist hier das A und O – ohne geht es nicht! Dafür gibt es Vaginalcremes und -zäpfchen, die regelmäßig verwendet werden müssen. Im Gegensatz zum Estradiol (E2), das bei der HRT auf die Haut aufgetragen wird, handelt es sich beim vaginalen Östrogen um Estriol (E3). Das wirkt hauptsächlich lokal, also im vulvovaginalen Bereich, und kann problemlos mit der systemischen HRT, die im gesamten Körper wirkt, kombiniert werden. Auch Frauen, die aufgrund einer Brustkrebserkrankung auf eine Östrogentherapie verzichten müssen, können bei vulvovaginalen Beschwerden Estriol verwenden.
- Und noch etwas: Wird keine systemische HRT durchgeführt, sondern »nur« auf vaginales Estriol gesetzt, dann braucht es keine zusätzliche Progesterongabe, um die Gebärmutterschleimhaut zu schützen (wie es bei der systemischen Gabe von Estradiol der Fall ist, siehe auch Seite 191).
- **Vaginales DHEA:** Bei ausbleibender Besserung durch vaginales Estriol, sollte unbedingt eine vulvovaginale DHEA-Therapie, zum Beispiel in Form eines Gels, in Betracht gezogen werden. Studien haben nämlich gezeigt, dass diese ebenso zu einer deutlichen Besserung der Beschwerden führen kann.
- **CO_2-Laser:** Zudem gibt es die Möglichkeit einer vulvovaginalen Lasertherapie, die dafür sorgt, dass die Durchblutung erhöht und die Kollagenbildung gefördert wird. Leider wird diese Therapie aktuell nicht regulär von den gesetzlichen Krankenkassen übernommen.

FRAGE: Ich, 51 Jahre alt, bin seit 20 Jahren mit meinem Mann verheiratet, und wir haben eine sehr gute Beziehung. Sexualität war uns immer wichtig. Jetzt ist meine Lust komplett weg. Es belastet uns beide sehr. Was kann ich tun?

ANTWORT: Sexuelle Lust – ein großes Thema in den Wechseljahren. Ganz klar, Lust, körperliches Verlangen, Empfindsamkeit, Erregung – all das sind Dinge, die sich mit unserem Alter verändern. Das ist mitnichten etwas Schlechtes. Ich erlebe viele Frauen, die, je älter sie werden, ihre Sexualität noch einmal ganz neu entdecken und erleben. Sie fühlen sich endlich wohl in ihrer Haut, haben weniger Selbstzweifel und wissen, was sie mögen (und trauen sich auch, es zu sagen!). Zudem kann durch die Veränderung des Östrogenspiegels ein leichtes »Übergewicht« des Testosterons entstehen, was wiederum zu einer verstärkten Libido führen kann.

Bei manchen Frauen »verabschiedet« sich das Testosteron allerdings auch zügig. Die niedrigen Hormonspiegel, möglicherweise gepaart mit weiteren Beschwerden wie Stimmungsschwankungen, Hitzewallungen, Schlafstörungen und vaginaler Trockenheit, machen dann mitunter wenig Lust auf körperliche Nähe und Austausch von Körperflüssigkeiten.

Deswegen ist bei sexueller Unlust der erste, wichtigste und nachhaltigste Schritt die Behandlung lästiger Beschwerden! Das kann mit den verschiedenen Therapieansätzen gelingen, die wir bei den entsprechenden Themen bereits benannt haben. Natürlich spielt auch hier der Ausgleich der fehlenden Sexualhormone Östrogen und Progesteron eine große Rolle. Ebenso wichtig ist aber auch das Testosteron.

Für mich steht fest: Bei einem Libidoverlust sollte Frauen in der Peri- und Postmenopause eine Testosterontherapie angeboten werden (wie man eine solche Therapie macht, zeige ich im weiteren Verlauf). Um zu schauen, ob die gewünschte libidosteigernde Wirkung eintritt, empfiehlt sich eine Mindesttherapiedauer von drei Monaten. Hat sich dann nichts verändert, können noch einmal drei Monate angeschlossen werden (manchmal dauert es einfach ein bisschen länger, bis ein positiver Effekt eintritt). Sollte sich die Libido im weiteren Verlauf nicht verbessern, kann das Testosteron nach sechs Monaten wieder abgesetzt werden.

Eine Alternative zur Hormonersatztherapie mit Estradiol, Progesteron und Testosteron kann die Substitution von Tibolon (Liviella®) sein. Hierbei handelt es sich allerdings nicht um ein bioidentisches Hormon, sondern um ein synthetisches Medikament. Es wird im Körper in verschiedene Stoffwechselprodukte umgewandelt, die wiederum eine östrogen-, progesteron-, aber auch testosteronartige Wirkung haben und somit die sexuelle Lust unterstützen.

Übrigens hat auch die Natur etwas gegen die Lustlosigkeit parat: *Trigonella foenum-graecum* oder, etwas einfacher, Bockshornklee kann nicht nur auf natürliche Weise den Testosteronspiegel erhöhen, sondern sich auch positiv auf die Libido auswirken. Weitere Benefits: Bockshornklee kann die Blutfette verbessern und einen positiven Einfluss auf eine Diabetes-mellitus-Typ 2-Erkrankung nehmen. Für Frauen in den Wechseljahren und bei bestehendem Libidoverlust empfehle ich die Einnahme von zweimal täglich 300 mg Bockshornklee-Extrakt.

Ich erlebe häufig, dass die erfolgreiche Behandlung peri- und postmenopausaler Beschwerden die Lust wieder »ins Lot« bringt. Dennoch spielen natürlich auch Partnerschaftskonflikte beim Thema »Sexualität« eine große Rolle. Diese lassen sich natürlich nicht durch die Substitution von Hormonen lösen.

Die Zeit der Wechseljahre kann für Paare einen ziemlichen Drahtseilakt bedeuten. Lebensgewohnheiten, Vorlieben, ja, auch Beziehungen werden insbesondere von den Frauen plötzlich hinterfragt, und oft entsteht der Wunsch nach Veränderung oder gar Neugestaltung verschiedener Lebensbereiche. Das kann sich unmittelbar auf den Wunsch nach körperlicher Nähe auswirken. Deswegen empfehle ich allen Patientinnen, die sich mit sexueller Unlust an mich wenden, sich zusammen mit ihrem Partner professionelle Unterstützung in Form einer Therapeutin oder eines Coaches zu holen, wenn die Lust unter den oben genannten Therapieoptionen nicht zurückkommen möchte.

FRAGE: Ich höre immer wieder von Folgeerkrankungen, die durch den Abfall der Hormone entstehen können. Gibt es die wirklich? Und wie kann ich ihnen vorbeugen?

ANTWORT: Ja, diese Folgeerkrankungen existieren zweifellos. Die Sexualhormone haben einen enorm schützenden Effekt auf unseren Körper. Sinkt ihr Spiegel, lässt dieser Effekt nach. Einige Veränderungen beginnen bereits deutlich früher – und werden dann durch die Wechseljahre beschleunigt.

So zum Beispiel der **Abbau der Knochenmasse.** Bis in unsere Dreißiger überwiegt »die Arbeit« der knochenaufbauenden Zellen, der Osteoblasten. Dann wendet sich das Blatt, und die Osteoklasten, die Zellen, die die Knochendichte verringern, machen sich ans Werk. Mit dem Abfall des Östrogenspiegels beschleunigt sich dieser Prozess. Östrogen hemmt nämlich die Osteoklasten und stärkt die Osteoblasten. Zudem hat es einen Einfluss auf die Calciumaufnahme durch den Darm und unterstützt die Arbeit des Vitamin D – zwei Mikronährstoffe, die unentbehrlich für eine gesunde Knochenstruktur sind. Kein Wunder also, dass bei einem Mangel an Östrogen die Knochendichte abnimmt. Eine verminderte Knochendichte nennt man auch Osteopenie. Als Osteoporose wiederum bezeichnet man einen wirklichen Knochenschwund.

Die ausreichende Aufnahme bzw. Substitution von Calcium und Vitamin D (am besten noch Vitamin K_2 dazu!) bei sinkendem Östrogenspiegel ist also sehr wichtig, um die Knochendichte grundsätzlich positiv zu unterstützen. Zudem sollte unbedingt die Muskulatur aufgebaut und erhalten werden. Muskelaktivität regt nämlich das Knochenwachstum an und fördert die Osteoblastenaktivität. Auch eine Hormonersatztherapie unterstützt die gesunde Knochendichte. Aber nicht nur das: Die Substitution von Östrogen reduziert auch die Anzahl der osteoporosebedingten Knochenbrüche. So konnte die *Million Women Study*, eine Studie, in der über eine Million Frauen zwischen 50 und 64 Jahren von 1996 bis 2001 beobachtet wurden, zeigen, dass die transdermale Estradiolanwendung das Frakturrisiko um ganze 25 Prozent senkt.[12] Auch Testosteron hat übrigens einen knochenschützenden Effekt.[13]

Die Veränderung der Sexualhormone beeinflusst auch unser **Herz-Kreislauf-System.** Vor allem das Östrogen hat einen gefäßschützenden Effekt. Ganz grob gesagt, wirkt Östrogen wie eine Art »Gefäßputzer«. Es spielt zum Beispiel eine wichtige Rolle im Fettstoffwechsel, erhöht das HDL-Cholesterin und senkt das »böse« LDL-Cholesterin. Das LDL transportiert das Cholesterin von der Leber zu den Körperzellen. Zu viel LDL im Blut kann sich in den Gefäßen ablagern und das Risiko für kardiovaskuläre Erkrankungen erhöhen. HDL wiederum befördert Cholesterin aus dem Blut zurück zur Leber, wo es abgebaut wird, und kann das Risiko für Herz-Kreislauf-Erkrankungen reduzieren. Durch die Senkung des LDL und die Erhöhung des HDL verringert sich per se also schon einmal das Risiko der Plaqueablagerung an den Gefäßwänden. Außerdem wirkt Östrogen gefäßerweiternd und hält die Gefäßwände schön elastisch, wodurch der Blutdruck niedrig bleibt. Ergo: kein Bluthochdruck!

Wenn das Östrogen also wegfällt, erhöhen sich darum die Risiken für eine ernst zu nehmende Herz-Kreislauf-Erkrankung. Jede Frau sollte deshalb spätestens ab ihrer Perimenopause auf eine gesunde und ausgewogene Ernährung achten (Stichwort: »mediterrane Ernährung«, siehe auch Seite 84, regelmäßig Sport treiben, das aktive Muskeltraining nicht vergessen, ihr Bauchfett reduzieren und auf eine ausreichende Omega-3-Zufuhr Wert legen. Und auch hier scheint die HRT einen präventiven Nutzen zu haben – vorausgesetzt, sie wird innerhalb des »goldenen Fensters « begonnen. Wir erinnern uns: Das heißt, innerhalb der ersten zehn Jahre nach der Menopause und in der Regel vor dem 60. Lebensjahr.[14] Bestehen bereits Risikofaktoren, das Herz-Kreislauf-System betreffend, wie zum Beispiel eine arterielle Hypertonie, schließt sich das Fenster früher, etwa nach fünf Jahren.

Eine interessante Information möchte ich dir nicht vorenthalten: Obwohl bei einer Östrogensubstitution über die Haut, also transdermal, das Risiko für thromboembolische Ereignisse geringer ist (und deshalb oft bevorzugt wird!), scheint die orale Einnahme von Östrogen einen stärkeren Einfluss auf den Fettstoffwechsel zu haben, also stärker das »böse« LDL zu senken! Für Frauen, die unter einem hohen LDL-Wert leiden und keine Risikofaktoren haben, die die Blutgerinnung betreffen, kann also auch eine (mittlerweile leider oft verpönte) orale Östrogentherapie durchaus sinnvoll sein.

Diabetes mellitus Typ 2 ist eine echte Volkskrankheit. Für Frauen steigt auch dafür das Risiko in den Wechseljahren. Vor allem Östrogen (wie könnte es anders sein?!) hat nämlich eine wichtige Funktion im Zuckerstoffwechsel.

Was bedeutet das vor allem für Frauen über 40 Jahre? Die Ernährung spielt natürlich eine absolute Schlüsselrolle! Ab sofort sollten stark verarbeitete Lebensmittel und übermäßiger Zucker vom Speiseplan verbannt werden. Komplexe Kohlenhydrate und ausreichend Ballaststoffe halten den Blutzucker lange stabil und schützen so vor Heißhungerattacken. Ein gesundes Körpergewicht, regelmäßige Bewegung, ein gesunder Schlaf und ein niedriges Stressniveau schützen außerdem vor einer diabetischen Erkrankung. Und ja, auch hier hat die HRT einen Nutzen. Sie wirkt nicht nur präventiv gegen eine Diabeteserkrankung, sondern verbessert auch die Zuckerwerte bei einer bereits bestehenden (übrigens wirkt auch hier das orale Östrogen stärker als das transdermale).[15, 16]

Wir haben uns ja bereits ausführlicher mit den Themen »kognitive Beschwerden« und **»Demenz«** beschäftigt (auf Seite 165). Tatsächlich ist es so, dass der veränderte Hormonspiegel der Peri- und Postmenopause einen gehörigen Einfluss auf unsere Gehirnfunktion hat. Vor allem Östrogen hat eine neuroprotektive Wirkung. Fällt diese weg, erhöht sich das Demenzrisiko.

Es gibt verschiedene Maßnahmen, mit denen wir unser Gehirn und seine Funktion schützen können. Dazu gehören regelmäßige Bewegung, eine gesunde und ausgewogene Ernährung, ausreichend Schlaf und das kontinuierliche Training unserer Kognition. Die Daten rund um den

Nutzen einer HRT schienen lange Zeit uneinheitlich. Mittlerweile hat sich allerdings herauskristallisiert, dass es auch hier auf den Zeitpunkt des Beginns einer HRT ankommt. Wird die Therapie innerhalb des »goldenen Fensters« begonnen, schützt sie die Hirnfunktion und wirkt präventiv gegen Demenz. Eine Östrogenmonotherapie scheint hier am effektivsten zu sein.[17]

Zu guter Letzt möchte ich hier eine mir unheimlich wichtige Sache unterstreichen: Es liegen mittlerweile sehr aussagekräftige Daten dafür vor, dass ein Hormonersatz eine präventive Wirkung hat (vermutlich allerdings »nur«, solange die HRT angewendet wird und nicht darüber hinaus). Eine HRT ist dennoch »nur« *ein* Puzzleteil im Gesamtbild einer Lebensführung, die dafür sorgt, dass wir gesund und aktiv älter werden. Die alleinige Substitution von Estradiol und Progesteron sorgt nicht für ein gesundes Körpergewicht. Genauso wenig wie die Applikation von Testosterongel ohne eigenes Zutun für eine gesunde Muskelmasse verantwortlich ist. Wir müssen (und dürfen!) die verschiedenen Puzzleteile aus Bewegung, Ernährung, Mikronährstoffen und anderen wichtigen Lebensstilfaktoren wie ausreichend Schlaf und natürlich auch die Kraft der Hormone zusammensetzen – ganz individuell und so, wie es sich für uns gut anfühlt!

Hormonersatztherapie (HRT) – die richtige Kombination und Dosierung finden

Es gibt vermutlich wenig Medikamente, über die so viel kontrovers diskutiert wurde und wird, wie über die Präparate einer Hormonersatztherapie. Diese Diskussionen sind mittlerweile oft sehr emotional geprägt. Zu keinem anderen Thema bekomme ich in den sozialen Medien so viele Fragen wie: *Ist eine Hormonersatztherapie wirklich gefährlich, oder ist es viel gefährlicher, keine Hormone zu nehmen und dadurch Mangelerkrankungen zu bekommen?*

Umso wichtiger ist es, medizinisch fundiert Bescheid zu wissen darüber, was eine HRT eigentlich genau ist, ob und wann sie sinnvoll ist und, ganz wichtig, wie sie richtig angewendet wird. Um dem Thema ausreichend Aufmerksamkeit schenken zu können, ist dieses Kapitel sehr ausführlich geworden. Ich wünsche mir, dass nach dem Lesen keine Fragen mehr offen sind und jede Frau aufgeklärt für sich entscheiden kann, ob sie einen Hormonersatz durchführen möchte oder nicht.

FRAGE: Alle sprechen von »bioidentischen Hormonen«. Was ist das eigentlich genau?

ANTWORT: Kaum ein Begriff war in den letzten Jahren in der Frauengesundheit so umstritten wie der der »bioidentischen Hormone«. Kritiker und Kritikerinnen bemängelten, dass den Frauen durch den Zusatz »Bio« eine Natürlichkeit vorgegaukelt würde, die nicht der Realität entspräche. Schließlich würden die Hormone in einem Labor angefertigt werden. Allerdings werden auch Nahrungsergänzungsmittel und Vitamininfusionen in Laboren hergestellt, um sie in eine für uns Menschen verfügbare Form zu bringen.

Ich freue mich, dass ich mit der Antwort auf diese Frage ein bisschen Licht ins Dunkel bringen kann. Bei den bioidentischen Hormonen handelt es sich tatsächlich nicht um rein pflanzliche Präparate. Nur ein Bestandteil, das Diosgenin, stammt aus der Yamswurzel. Es bietet quasi das Grundgerüst für die im Labor hergestellten Hormone. Diese Hormone (und jetzt kommen wir zu dem wichtigen Teil!) entsprechen allerdings in ihrer Struktur unseren menschlichen Hormonen, die wir natürlicherweise in unserem Körper haben. Um Verwirrungen zu vermeiden, wird deshalb mittlerweile häufig der Begriff »naturidentische Hormone« verwendet.

Bioidentische oder naturidentische Hormone haben die Hormonersatztherapie, kurz HRT, tatsächlich noch einmal revolutioniert. Erhielten die Frauen jahrzehntelang synthetische Hormone bzw. Hormone aus Stutenurin, stehen heutzutage nicht nur effektive, sondern auch sicherere Therapiemöglichkeiten zur Verfügung. Das 17-ß-Estradiol (E2), das den natürlichen Östrogenabfall ausgleicht, ist als Gel, Spray, Pflaster und Tabletten erhältlich, das mikronisierte Progesteron als Kapseln, die vaginal und oral substituiert werden können. Die Estriol (E3)-Vaginaltherapie wird erfolgreich bei vaginaler Trockenheit und Atrophie eingesetzt. Und nicht zu vergessen das Testosteron, das ebenfalls über die Haut gegeben wird.

Bioidentische Hormone sind nicht nur besser verträglich als synthetische, sondern haben auch ein niedrigeres Risikoprofil für unerwünschte Gesundheitsprobleme wie kardiovaskuläre Ereignisse und Brustkrebs. Zwei Wermutstropfen gibt es allerdings. Erstens: Sie haben keine verhütende Wirkung. Zweitens: Sie stellen die Eierstöcke in den Wechseljahren nicht ruhig, das heißt, sie verhindern keine hormonellen Schwankungen.

Rein bioidentische Präparate (verschreibungspflichtig!):

- **17-ß-Estradiol:** Gynokadin® (Gel), Estreva® (Gel), Lenzetto® (Spray), Estramon® (Pflaster)
  Tipp: Steht auf der Packung »Ethinylestradiol«, ist *immer* synthetisches Estradiol und *kein* bioidentisches enthalten!
- **Mikronisiertes Progesteron:** Famenita®, Utrogest®, Utrogestan®, Progestan®
- **Vaginales Estriol:** Ovestin® (Vaginalcreme), Oestro-Gynaedron® (Vaginalcreme), OeKolp® (Vaginalcreme oder -zäpfchen)
- **Testosteron:** Individualrezepturen

FRAGE: Wie funktioniert eine Hormonersatztherapie?
ANTWORT: Das wirklich Großartige ist, dass die heutigen Hormonersatztherapien ganz individuell angepasst werden können. Viel zu lange wurde im hormonellen Bereich nach dem Prinzip »One fits all«, also eine Therapie für alle, gehandelt. Aber Frauen sind unterschiedlich – und das ist auch gut so!

Schauen wir uns einmal die grundsätzlichen Therapieschemata gemeinsam an!

Therapieschema 1

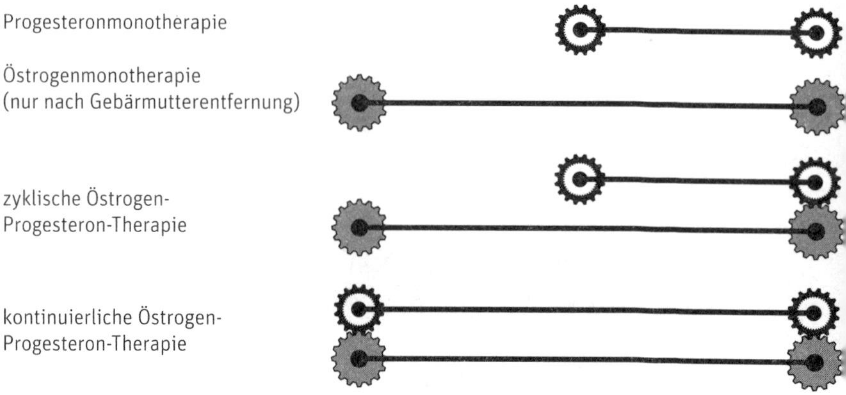

Verschiedene Hormonersatztherapie-Ansätze

Progesteromonotherapie:

Progesteron allein wird vor allem Frauen »in between« und in der frühen Perimenopause gegeben, also dann, wenn der Östrogenwert noch völlig in Ordnung ist oder sogar eine Dominanz vorliegt. Durch die immer häufiger vorkommenden anovulatorischen Zyklen, das heißt, Zyklen ohne Eisprung, fehlt das Gelbkörperhormon, das Progesteron, in der zweiten Zyklushälfte. Dieses kann problemlos ab der Zyklusmitte bis zur Menstruationsblutung mit den mikronisierten Progesteronkapseln ersetzt werden. Es kann gut sein, dass der Bedarf in dieser Umstellungsphase variiert. Deshalb ist es so ungemein hilfreich, dass die Dosierung individuell angepasst werden kann. In manchen Zyklen reichen vielleicht 100 mg, in anderen braucht es 200 oder sogar 300 mg.

Noch mal zur Erinnerung: Oral substituiertes Progesteron wirkt schlaffördernd, vaginal appliziertes eher nicht. Manche Frauen spüren diesen müde machenden Effekt auch noch über die Nacht hinaus. Ich habe einige Patientinnen, die 100 mg oral nehmen und 100 mg vaginal – sie teilen die 200 mg also auf, weil sie sich durch eine alleinige orale Gabe morgens wie erschlagen und/oder auch tagsüber richtiggehend schlapp fühlen würden. Nur 100 mg wiederum reichen ihnen nicht aus bei der Behandlung von Brustspannen, kurzem Zyklus und Co. Übrigens werden durch die vaginale Progesteronsubstitution meist höhere und stabilere Hormonspiegel im Blut erreicht als bei der oralen Einnahme. Logisch, dadurch, dass bei der vaginalen Verwendung der sogenannte First-Pass-Effekt der Leber umgangen wird, wird das Progesteron langsamer abgebaut.

Östrogemonotherapie:

Wurde die Gebärmutter entfernt, kann (muss aber nicht) auf das Progesteron verzichtet werden, da die Schleimhaut nicht mehr geschützt werden muss. Östrogen stimuliert ja den Aufbau der Gebärmutterschleimhaut. Eine alleinige Östrogentherapie bei Frauen mit Uterus würde also dazu führen, dass die Schleimhaut immer dicker werden würde. Abgesehen davon, dass die betroffenen Frauen sicherlich irgendwann Blutungsstörungen hätten, würde man damit auch das Risiko steigern, irgendwann an einem Endometriumkarzinom, also einem bösartigen Tumor der Gebärmutterschleimhaut, zu leiden. Wir brauchen darum als Schleimhautschutz zusätzlich Progesteron oder ein synthetisches Gestagen. Fehlt die Gebärmutter, kommt bei Frauen in der Peri- und Postmenopause oft eine Östrogemonotherapie infrage. Hier werden meist Estradiolgels, -sprays oder -pflaster verwendet. Mittlerweile seltener erfolgt eine orale Gabe.

Ich werde häufig gefragt, wie denn zu verfahren sei, wenn zwar der Gebärmutterkörper entfernt, der -hals aber belassen wurde. Schließlich kann sich auch dort noch etwas Schleimhaut befinden. Hier ist entscheidend, ob die Frauen nach der OP noch eine, vermutlich deutlich schwächere Menstruationsblutung haben. Wenn ja, sollten auch sie zum Schutz der Schleimhaut etwas Progesteron mit Estradiol kombinieren.

Und zu guter Letzt: Wo sollte das Gel am besten aufgetragen werden? Auch hier darf ausprobiert werden! Wenn es dort geschmiert wird, wo die Haut dünn und wenig Fettgewebe vorhanden ist, zum Beispiel auf der Innenseite des Unterarms, tritt das Östrogen relativ schnell ins Blut über. Manche Frauen fühlen sich damit direkt energiegeladener, andere Frauen wiederum macht es eher unruhig. In letzterem Fall kann es eine gute Alternative sein, den Applikationsort zu wechseln und zum Beispiel die Innenseite der Oberschenkel oder den Bauch zu verwenden, weil das vermehrte Unterhautfettgewebe wie eine Art Depot fungiert und der Östrogenspiegel im Blut langsamer ansteigt.

Zyklische Östrogen-Progesteron-Therapie:
Ist die Gebärmutter vorhanden und der Zyklus (noch einigermaßen) regelmäßig, empfiehlt sich in der Perimenopause eine zyklische Hormongabe. Das bedeutet die tägliche Substitution von Estradiol (als Gel, Spray oder Pflaster) und die zusätzliche Gabe von Progesteron in der zweiten Zyklushälfte. Das Progesteron sollte insgesamt für zehn bis vierzehn Tage substituiert werden.

Ich empfehle eine Pause der beiden Hormone während der Menstruation, damit die Schleimhaut schön abbluten kann.

Gerade am Anfang der Perimenopause, wenn das Estradiol noch häufig zu hoch ist und der Mangel seltener, kann es auch nur bei Bedarf verwendet werden. Dazu muss natürlich sehr gut auf die Zeichen des Körpers geachtet werden. Das bedeutet: Bei Brustspannen das Estradiol einfach weglassen und bei Hitzewallungen, Knochen- und Gelenkschmerzen sowie kognitiven Symptomen applizieren.

Auch die Dosierung hängt vom Bedarf ab. Gerade am Anfang kann bei einem Gel auch ½ Hub ausreichen. Wenn das an manchen Tagen nicht genügt, kann mittags oder abends noch etwas nachgegeben werden.

Grundsätzlich kann die Estradiolgabe auf den Tag verteilt werden. Vielen Frauen hilft es, morgens etwas zu applizieren, weil sie dann kraftvoll in den Tag starten können. Einige Frauen geben mittags noch etwas nach, um einen Energieknick zu haben, und andere brauchen abends noch etwas, weil sie dann besser schlafen (wir erinnern uns: Östrogen verbessert die REM- und Tiefschlafphase!). Die Therapie ist, wie bereits gesagt, hochindividuell, und es darf ausprobiert werden! Wichtig ist, dass das Verhältnis zwischen Östrogen- und Progesterongabe stimmt, damit die Gebärmutterschleimhaut ausreichend geschützt ist.

Hier eine passende Empfehlung diesbezüglich:

Estradiol transdermal		1 Hub/ Sprühstoß	2 Hub/ Sprühstöße	3 Hub/ Sprühstöße
Progesteron oral/vaginal	Zyklisch	100–200 mg	100–300 mg	200–400 mg

Wichtig: Die genannten Dosierungen sind nur Empfehlungen. Es ist wichtig, die genauen Dosierungen mit der behandelnden Frauenärztin zu besprechen!

Kontinuierliche Östrogen-Progesteron-Therapie: Dass der Zyklus unregelmäßiger wird und die Blutung immer seltener kommt, ist im Verlauf der Perimenopause völlig normal. Zum Ende der Wechseljahre hin bluten die Frauen meist nur noch alle paar Monate. Das macht in der Regel die Dosierung auch viel leichter, da schließlich nicht mehr so gravierende Hormonschwankungen vorliegen. Meist kann dann mit festen Dosierungen gearbeitet werden, die nur noch gelegentlich angepasst werden müssen. In der Postmenopause, also dann, wenn wirklich kein Eisprung mehr stattfindet und keine Periode mehr vorhanden ist, ist die kontinuierliche Gabe meist die Therapie der Wahl. Auch hier ist jedoch wichtig, dass das Verhältnis zwischen Östrogen und Progesteron zum Schutz der Gebärmutterschleimhaut passt.

Mittlerweile gibt es rein bioidentische Kapseln (Bijuva®), die Estradiol und Progesteron in einer festen Dosierung enthalten. Für Frauen, die keine transdermale Therapie möchten und keine Risikofaktoren für eine orale Östrogengabe aufweisen, kann auch das eine gute Lösung sein.

Hier eine passende Empfehlung diesbezüglich:

Estradiol transdermal		1 Hub/ Sprühstoß	2 Hub/ Sprühstöße	3 Hub/ Sprühstöße
Progesteron oral/vaginal	kontinu- ierlich	100 mg	200 mg	300 mg

Wichtig: Die genannten Dosierungen sind nur Empfehlungen. Es ist wichtig, die genauen Dosierungen mit der behandelnden Frauenärztin zu besprechen!

Ich persönlich bin ein großer Fan davon, die Hormonwerte unter der Therapie zu kontrollieren. Besonders am Anfang kann das für die Frauen eine große Hilfe sein, die passende Dosierung zu finden – gerade dann, wenn die Werte noch schwanken. Wichtig ist, dass sich die Frauen notieren, wie sie sich am Tag der Blutentnahme gefühlt haben. Gab es irgendwelche Beschwerden? Diese können dann mit den bestimmten Hormonwerten abgeglichen und die Dosierung angepasst werden.

Ich empfehle auch in der Postmenopause, also bei relativ festen Dosierungen, zumindest anfangs einmal die Hormonkontrolle unter begonnener Therapie. Warum ich das für wichtig halte? Obwohl bekannt ist, dass bereits sehr niedrig dosierte Östrogentherapien einen positiven Einfluss auf die Knochendichte haben, zeigen Untersuchungen, dass Frauen (vor allem die, die ein erhöhtes Risiko für Knochenschwund haben, wie zum Beispiel bei einer familiären Häufung) noch mehr von Estradiolwerten >35 pg/ml profitieren.[1] Da jede Frau das substituierte Östrogen ganz unterschiedlich aufnimmt, werden natürlich auch ganz individuelle Blutspiegel erreicht. Bildlich gesprochen: 2 Hub Estradiolgel am Tag können bei der einen Frau sehr schöne Spiegel, also zum Beispiel 65 pg/ml bewirken, bei der anderen aber nur knapp 20 pg/ml. Möglicherweise klagt Letztere dann noch über eine mangelnde Besserung ihrer Hitzewallungen oder kognitiven Beschwerden. Gar nicht so selten berichten mir meine Patientinnen aber auch, dass es ihnen seit Therapiebeginn deutlich besser gehe (ich glaube manchmal, dass Frauen dazu neigen, bereits damit zufrieden zu sein, dass der schlimmste Leidensdruck weg ist, und sich gar nicht »anmaßen« möchten, zu erwarten, dass es ihnen wieder so richtig gut gehen darf) – ihr gemessener E2-Wert ist aber noch weit von den zumindest angestrebten 35 pg/ml entfernt. Und genau aus diesem Grund halte ich es für sinnvoll, die Hormonwerte unter Therapie im Auge zu behalten.

Beim Progesteron arbeite ich dagegen eher weniger mit bestimmten Zielwerten, sondern vor allem mit der passenden Dosierung im Verhältnis zum verwendeten Östrogen. Sehe ich allerdings im Blut der Patientin, dass der Wert immer noch sehr niedrig ist, und sind noch dazu typische Progesteronmangelbeschwerden vorhanden, erhöhe ich natürlich die Dosierung. Prinzipiell halte ich Werte zwischen 5 und 20 ng/ml für gut.

Wichtig: Wenn die Hormonwerte unter einer HRT bestimmt werden, bitte kein Estradiol- oder Testosterongel direkt vor der Blutentnahme schmieren! Ich empfehle meinen Patientinnen, es am Morgen der Blutentnahme wegzulassen bzw. erst danach zu schmieren. Grundsätzlich ist ein zeitlicher Abstand von zwölf bis 24 Stunden zu empfehlen.

Testosterontherapie im Off-Label-Use:

Ich habe ja schon einige Male darauf hingewiesen, dass es neben der Gabe von Östrogen und Progesteron durchaus sinnvoll sein kann, auch Testosteron zu substituieren. Das gilt vor allem für Frauen, deren Eierstöcke entfernt wurden (aber nicht nur). Die Eierstöcke produzieren nämlich (übrigens auch nach den Wechseljahren, dann allerdings weniger) jede Menge Testosteron. Viele Frauen haben deshalb nach einer Eierstockentfernung und trotz der Substitution von Östrogen und Progesteron gravierende Beschwerden – ihnen fehlt einfach das Testosteron! Aber auch in der Peri- und Postmenopause, wenn die Eierstöcke noch vorhanden sind, kann ein sinkender Testosteronspiegel erhebliche Beschwerden verursachen.

Nach wie vor handelt es sich bei der Testosterontherapie um einen sogenannten Off-Label-Use. Das bedeutet, dass es keine offizielle Zulassung für eine Testosterontherapie für Frauen gibt und auch kein zugelassenes Präparat. Ich hoffe inständig, dass sich das bald ändert. So lange arbeite ich mit Individualrezepturen, was bedeutet, dass wir ein Testosterongel mit einer für Frauen adäquaten Dosierung in Apotheken mit einem galenischen Labor herstellen lassen. In der Regel arbeiten wir mit Dosierungen zwischen 2 mg/g und 8 mg/g Testosteron.

Wichtig ist, dass initial einmal das Gesamttestosteron im Blut bestimmt wird (es muss nicht zwingend ein Mangel vorliegen, um mit einer Therapie beginnen zu können) und unter der Therapie alle zwei bis drei Monate kontrolliert und die Dosierung je nach Wert angepasst wird. Bitte denke auch hier daran, dass direkt vor der Blutentnahme kein Gel geschmiert werden darf, sondern erst danach, am besten sollte eine etwa 24-stündige Pause zwischen der letzten Dosis und der Blutabnahme liegen.

Der Zielwert liegt im oberen Normbereich, das heißt, es sollte ein Wert von 0,6 ng/ml nicht überschritten werden. Auch wenn gilt, dass es einen individuellen »Wohlfühlwert« gibt, ist wichtig, das Testosteron nicht zu hoch zu dosieren, denn so können unschöne Nebenwirkungen wie unreine Haut, Haarausfall, dunkle Behaarung und eine veränderte Stimme vermieden werden.

Die Testosteronsubstitution erfolgt täglich in einer festen Dosierung. Während der Menstruation (wenn sie noch vorhanden ist) empfehle ich eine Pause.

Bitte nicht erschrecken: Durch das Auftragen von Testosterongel kann es lokal, also an der Stelle, wo es aufgetragen wird, zu vermehrtem Haarwuchs kommen. Das bedeutet allerdings nicht automatisch, dass der Testosteronspiegel im Blut zu hoch ist und es deswegen zu den dunklen Haaren kommt. Um das zu vermeiden, kann es sinnvoll sein, immer mal die Stelle des Auftragens zu wechseln.

Therapieschema 2

Progesteronmonotherapie
+ Testosteron

Östrogenmonotherapie
(nur nach Gebärmutterentfernung)
+ Testosteron

zyklische Östrogen-Progesteron-Therapie
+ Testosteron

kontinuierliche Östrogen-Progesteron-Therapie
+ Testosteron

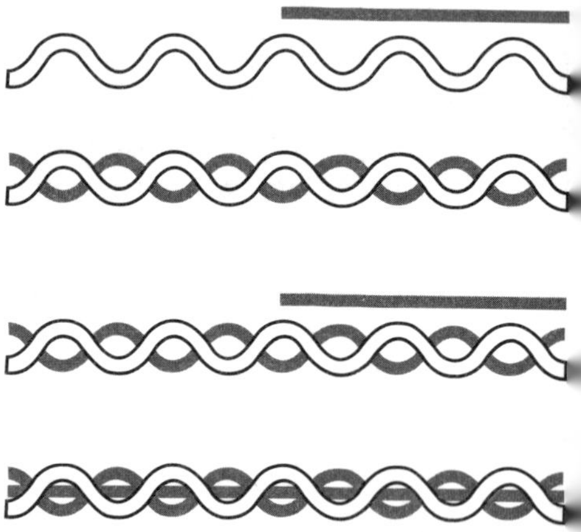

Synthetische Therapien:

Manchmal ist eine rein bioidentische Hormonersatztherapie nicht die passende Therapie für eine Frau »in between« oder in der Perimenopause. Das kann einerseits daran liegen, dass ein Verhütungsmittel gewünscht wird, andererseits daran, dass die Hormonschwankungen so massiv sind, dass eine rein bioidentische Therapie die Beschwerden nicht ausreichend lindert. Gerade Beschwerden, die aufgrund von hormonellen Schwankungen bestehen, können manchmal rein bioidentisch schlecht behandelt werden. Das gilt zum Beispiel für eine Migräne, die sich in der Perimenopause aufgrund des hormonellen Aufs und Abs verschlimmern kann. Wir erinnern uns: Weder verhüten bioidentische Hormone noch stellen sie die Eierstöcke ruhig. Dann kann es sinnvoll sein, für eine gewisse Zeit statt auf Progesteron auf ein synthetisches Gestagen zurückzugreifen. Werden die Eierstöcke durch die Gestagengabe ruhiggestellt, sinkt logischerweise auch der Östrogenspiegel (denn: Der heranreifende Follikel im Eierstock produziert Östrogen). Ich empfehle meinen Patientinnen deshalb, zusätzlich etwas Estradiol über die Haut zu geben, um einen Östrogenmangel zu vermeiden. Die Dosis liegt meist zwischen 1 und 3 Hub bzw. Sprühstößen des Estradiols. Es gibt natürlich auch Präparate, die bereits beides – Estradiol und ein synthetisches Gestagen (z.B. Lafamme® mit Estradiolvalerat (einem Prodrug des Estradiols) und Dienogest) – enthalten. Liegen keine gravierenden Kontraindikationen für eine orale Östrogentherapie vor, kann auch das eine passende Therapie sein.

Therapieschema 3

Östrogen-synthetische Gestagen-kombination

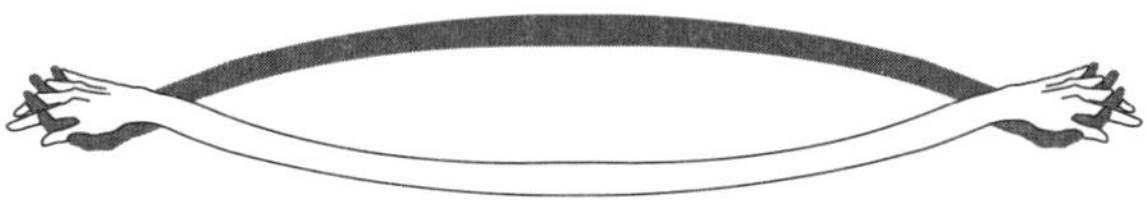

Übrigens kann auch eine Gestagenspirale zusammen mit dem transdermalen Östrogen verwendet werden. Das kann eine ideale Kombination sein, wenn eine Frau zwar keine gravierenden Hormonschwankungen hat (die Gestagenspirale stellt die Eierstöcke *nicht* ruhig!), aber ein sicheres Verhütungsmittel wünscht bzw. etwas, das gegen eine starke Menstruationsblutung hilft. Zudem bietet die Mirena®, die 20 µg Levonorgestrel abgibt, einen sicheren Gebärmutterschleimhautschutz unter laufender Östrogentherapie. **Wichtig:** Gestagenspiralen, die weniger Levonorgestrel (Jaydess®, Kyleena®) abgeben, gewährleisten dies nicht.

Zum Schluss möchte ich ganz explizit darauf hinweisen, dass es enorm wichtig ist, *rechtzeitig* mit einer Hormonersatztherapie zu beginnen. Wir beschreiben diesen rechtzeitigen Zeitraum auch gern als **»goldenes Fenster«** oder aber *Window of Opportunity*. Beginnen Frauen in diesem Zeitraum mit einer HRT, so betreiben sie, neben der Behandlung der akuten Beschwerden, auch eine Prävention vor Herz-Kreislauf-Erkrankungen und Demenz. Abgesehen davon, dass eine HRT nachweislich als Schutzfaktor für eine Osteoporose dient.

Ganz bildlich gesprochen (die Realität sieht natürlich ein klein wenig anders aus): Das »goldene Fenster« öffnet sich mit der **letzten Menstruationsblutung,** der Menopause, und schließt sich bei Frauen, die keine Risikofaktoren haben (wie zum Beispiel Übergewicht, Bluthochdruck etc.) nach zehn Jahren, bestenfalls vor dem 60. Lebensjahr (je früher, desto besser!), wieder. Liegen Risikofaktoren vor, dann schließt sich dieses Fenster eher, etwa nach fünf Jahren. Natürlich dürfen Frauen aber auch schon vor Einsetzen der Menopause mit einer HRT beginnen!

Ich möchte unbedingt betonen, dass diese Zeitangaben im »echten Leben« nicht in Stein gemeißelt sind. Vielmehr sind sie Richtwerte, die einen Anhalt dafür geben, bis wann eine HRT sicher einen präventiven Effekt hat, der gewisse Risiken überwiegt, und ab wann dieser gesundheitsfördernde Effekt in dieser Form vermutlich nicht mehr gegeben ist und damit die möglichen Risiken im Verhältnis größer sind (siehe auch Seite 246).

FRAGE: Muss ich, 47 Jahre, in den Wechseljahren Hormone nehmen, oder kann ich auch mit natürlichen Präparaten versuchen, meine Beschwerden zu lindern?

ANTWORT: Ich weiß, dass sich diese Frage viele Frauen stellen. Mir ist ganz wichtig, dass wir bei der Antwort nicht in ein Schwarz-Weiß-Denken geraten. Denn erstens *muss* keine Frau irgendetwas tun, und zweitens würde das im Umkehrschluss bedeuten, dass Frauen, die aus gesundheitlichen Gründen keine Hormone substituieren dürfen, hoffnungslos verloren wären (und das sind sie nicht!).

Ich lege mich deshalb hier fest: Frauen, die einen Leidensdruck aufgrund von peri- und postmenopausalen Beschwerden oder vorliegende Risikofaktoren für Demenz, kardiovaskuläre Erkrankungen etc. verspüren und zudem den Wunsch haben (und nichts, was dagegenspricht!), sollten nach ausführlicher medizinischer Aufklärung eine **individuell passende Hormonersatztherapie** erhalten können. Ich wünsche mir, dass endlich Schluss damit ist, dass Frauen in Bezug auf ihre Beschwerden erzählt wird, sie müssten »da eben durch«, oder dass ihnen bewusst Angst vor der Entstehung einer Krebserkrankung aufgrund einer HRT gemacht wird.

Frauen, deren Beschwerden störend, aber nicht sehr belastend sind, sollten zudem über die Möglichkeit einer **phytotherapeutischen Therapie** aufgeklärt werden.

Und mit allen Frauen, spätestens ab der »in between«-Zeit, sollte ausnahmslos darüber gesprochen werden, wie wichtig eine angepasste Ernährung, eine ausreichende Mikronährstoffzufuhr, Stressreduktion und regelmäßige körperliche Bewegung inklusive Krafttraining sind. Diese Lebensstilfaktoren sind nämlich fundamental, egal, ob Hormone substituiert werden oder nicht oder ob eine pflanzliche Therapie erfolgt.

Um noch einmal ganz konkret auf die Frage einzugehen: Ja, es ist natürlich auch möglich, vorliegende Beschwerden mit natürlichen Mitteln, insbesondere Phytopharmaka, zu behandeln (wichtig: Mir geht es gerade um Frauen, die nicht vorzeitig in die Wechseljahre eintreten!).

Allerdings sind pflanzliche Präparate nicht gleich pflanzliche Präparate. Wir haben darüber bereits beim Thema »Mikronährstoffe« gesprochen. Auch bei den Phytopharmaka verhält es sich ähnlich. Ich möchte es nicht zu kompliziert machen, aber ein wichtiger Punkt ist der Unterschied zwischen **pflanzlichen Arzneimitteln** und **pflanzlichen Nahrungsergänzungsmitteln.**

Die Zulassung von Arzneimitteln unterliegt strengen Regularien, was die Sicherheit, Wirksamkeit und Qualität eines Präparates angeht. Sie basieren auf wissenschaftlichen Studien, die eine therapeutische Wirkung bei einer bestimmten Dosierung oder Konzentration nachweisen.

Das ist bei Nahrungsergänzungsmitteln anders. Sie unterliegen dem Lebensmittelgesetz. Das bedeutet, dass ihre Wirkung nicht wissenschaftlich belegt ist. Auch die enthaltene Menge eines bestimmten pflanzlichen Bestandteils ist nicht genau festgelegt – sie kann um bis zu 50 Prozent von dem abweichen, was auf der Verpackung steht.

Und noch etwas ist von Bedeutung: Gerade bei Phytopharmaka sollten die studienbasierten Dosierungen verwendet werden! Ich erlebe häufig Frauen, die zum Beispiel die Traubensilberkerze in einer viel zu niedrigen Dosis verwenden und (natürlich) keine Linderung ihrer Hitzewallungen spüren. Das liegt dann nicht an der Traubensilberkerze, sondern an der inadäquaten Therapie. Bei den pflanzlichen Therapien ist es außerdem wichtig, dem kompletten Wirkungseintritt ein paar Wochen Zeit zu geben und die Therapie nicht zu früh abzubrechen.

Sechs Phytopharmaka und ihre richtigen Dosierungen:

Traubensilberkerze *(Cimicifuga racemosa)*: Die Traubensilberkerze hilft nachweislich gegen Hitzewallungen und depressive Verstimmungen.
Die empfohlene Dosis liegt bei 20 bis 40 mg Trockenextrakt pro Tag.
Wichtig ist, dass die Therapie mindestens sechs Wochen lang durchgeführt wird, um die Wirksamkeit überprüfen zu können.
Übrigens: Auch Brustkrebspatientinnen können den Traubensilberkerzenextrakt verwenden, da er kein Phytoöstrogen enthält.

Mönchspfefferfrüchteextrakt *(Agnus castus)*: Mönchspfeffer ist besonders hilfreich »in between« und in der frühen Perimenopause und wird vor allem bei Zyklusstörungen und PMS eingesetzt.
Die Dosierung des Mönchspfeffers sollte zwischen 20 und 40 mg Mönchspfefferfrüchteextrakt liegen. Bei isoliertem Brustspannen reichen auch 4 mg.

Johanniskraut *(Hypericum perforatum)*: Johanniskraut wird erfolgreich bei depressiven Verstimmungen eingesetzt.
Die empfohlene Dosierung liegt bei 600 bis 900 mg Extrakt täglich.
Wichtig: Bei der Einnahme von Johanniskraut besteht eine höhere Lichtempfindlichkeit der Haut, außerdem kann bei der Einnahme die Wirksamkeit anderer Medikamente herabgesetzt werden.

Hopfen *(Humulus)*: Der Hopfenextrakt wirkt als Phytoöstrogen gegen Hitzewallungen und Schlafstörungen.
Die empfohlene Dosis liegt zwischen 100 und 300 mg täglich.

Rhabarber *(Rheum rhaponticum)*: Auch der Rhabarber hat phytoöstrogene Eigenschaften und kann somit bei Hitzewallungen, Schlafstörungen und Stimmungsschwankungen hilfreich sein.
Die Dosierung des Extrakts sollte bei 4 mg täglich liegen.

Rotklee *(Trifolium pratense)*: Rotklee ist nicht nur reich an vielen wichtigen Mikronährstoffen, sondern enthält auch Isoflavone, die phytoöstrogen wirken. Er hat somit eine symptomlindernde Wirkung bei einer Dosierung zwischen 30 und 80 mg Rotklee-Isoflavonen täglich.
Vor allem Frauen mit Hitzewallungen, Schlafstörungen und depressiven Verstimmungen können von ihm profitieren.

Durch Erfahrungswerte und Studien wissen wir mittlerweile, dass der Hormonersatz (rechtzeitig begonnen) bei natürlicherweise fallenden Spiegeln dabei helfen kann, gesünder älter zu werden. Aber auch wenn keine Hormone genommen werden, haben wir Frauen etliche Tools, um ebenfalls gesund zu altern. Das Wichtigste ist die umfassende Aufklärung darüber, welche das sind. Meine persönliche Wunschvorstellung ist, dass Frauen Mitte dreißig eine Einladung für ein medizinisches Aufklärungsgespräch bekommen, in dem ihnen erläutert wird, was sich in den nächsten Jahren und Jahrzehnten hormonell bei ihnen verändern wird, welche Lebensstilfaktoren dann wichtig sind und welche Therapiemöglichkeiten es bei Beschwerden gibt.

FRAGE: Ist die Rimkus-Therapie wirklich eine besonders natürliche HRT?

ANTWORT: Die Rimkus-Therapie war vor einigen Jahren ein richtiger Trend, vor allem, als Hormontherapien allgemein eher in Verruf geraten waren. Das lag vor allem an der berühmten WHI-Studie aus dem Jahr 2002 (dazu komme ich später noch, auf Seite 207). Aber es gab auch grundsätzliche Missverständnisse: zum Beispiel, dass eine HRT zwangsläufig synthetische Hormone enthalten müsse. Hier bedurfte es (und bedarf es immer noch!) einer expliziten Aufklärung.

Auch im schulmedizinischen Bereich wird schon sehr lange mit bioidentischen Hormonen gearbeitet, nämlich mit 17-ß-Estradiol als Östrogenersatz und mikronisiertem Progesteron. Das sind im Grunde keine anderen Hormone als die bioidentischen der Rimkus-Methode. Da diese jedoch auch von Heilpraktikerinnen und Heilpraktikern verordnet werden kann, hatte sie eben den Ruf, ganz natürlich zu sein. Meine Antwort auf die gestellte Frage lautet aber ganz klar: Nein, die Rimkus-Therapie ist keine natürlichere Hormonersatztherapie als die gängigen bioidentischen Arzneimitteltherapien.

Rimkuskapseln werden, je nach Hormonwerten, speziell hergestellt und enthalten eine für die betroffene Frau individuell passende Menge an Estradiol und Progesteron, oft in Kombination mit Mikronährstoffen. So weit, so gut. Doch neben den Vorteilen (Hilfe bei Beschwerden, individuelle Dosierung) gibt es auch erhebliche Nachteile.

Erstens passiert Estradiol durch die orale Einnahme die Leber. Das wiederum aktiviert die Gerinnungskaskade und erhöht das Risiko für Thrombosen und Embolien. Rimkus-Verfechter bestehen darauf, dass der ölige Zusatz der Kapseln dafür sorge, dass die Hormone im Verdauungstrakt zusammen mit anderen fettlöslichen Nahrungsbestandteilen aufgenommen würden und so die Leber umgangen würde – dafür gibt es allerdings keinen wissenschaftlichen Beweis.

Zweitens kann bei der Progesteronsubstitution nicht zwischen oraler und vaginaler gewählt werden. Einige Frauen berichten nach oraler Einnahme jedoch von Müdigkeit, Kopfschmerzen und Schwindel.

Und drittens werden die Kapseln nicht von den gesetzlichen Krankenkassen übernommen (und sie sind nicht billig).

FRAGE: Kann ich auch Yamswurzelpräparate zur Behandlung meiner Symptome verwenden?

ANTWORT: Es scheint erst einmal naheliegend: Da bioidentische Hormone aus einem Bestandteil der Yamswurzel, nämlich dem Diosgenin, hergestellt werden, muss doch auch der Verzehr der Yams die Hormone ausgleichen. Leider funktioniert es jedoch nicht. Bioidentische Hormone sind nämlich nicht gleich Yams, sondern bestehen nur *zum Teil* daraus. Und leider ist unser Körper auch nicht allein in der Lage, aus dem Diosgenin der Yamswurzel körpereigene Hormone herzustellen. Dazu braucht es ein Labor.

Die Verwendung von Yamspräparaten, wie zum Beispiel Kapseln, Pulver oder Cremes, hat also wissenschaftlich gesehen keinen vergleichbaren Einfluss auf hormonell bedingte Beschwerden wie bioidentische Hormone.

Dennoch ist die Yamswurzel eine echte Powerpflanze und kann durch den Verzehr entscheidend zum Wohlbefinden beitragen! Sie ist nämlich reich an Antioxidantien, Mikronährstoffen und Ballaststoffen.

FRAGE: Verursacht eine Hormonersatztherapie Krebs?

ANTWORT: Ich erinnere mich sehr gut an eine Patientin, die mir kürzlich erzählte, dass ihr ehemaliger Frauenarzt ihr auf die Frage nach einer Hormonersatztherapie geantwortet habe: »Na, dann können Sie sich auch direkt eine Krebserkrankung aussuchen, die Sie haben möchten!« Damit vermittelte er ihr, dass eine HRT Krebs verursache und sie quasi lebensmüde wäre, eine solche Therapie überhaupt in Erwägung zu ziehen.

Mich ärgern solche Aussagen in zweierlei Hinsicht maßlos. Einmal aus professioneller Perspektive, weil es schlicht und ergreifend *nicht* wissenschaftlicher Stand der Dinge ist, und zweitens aus weiblicher Perspektive, weil Frauen vielerorts immer noch für dumm verkauft werden.

Die Annahme, dass Hormone Krebs verursachen, stammt überwiegend aus dem Jahr 2002. Vorher erhielten Frauen weltweit mit perimenopausalen Beschwerden sehr häufig Hormonersatztherapien. Das änderte sich schlagartig mit dem Erscheinen der US-amerikanischen WHI-Studie. Die Ergebnisse erschienen auch tatsächlich sehr beängstigend: Unter HRT schien nicht nur signifikant das Risiko für kardiovaskuläre Ereignisse wie Schlaganfälle und Co. zuzunehmen, sondern auch das Risiko einer Brustkrebserkrankung. Die Sache war schnell klar: ab sofort keine HRT mehr für Frauen! Alternativen gab es kaum, und so litten viele Betroffene jahrelang.

Irgendwann wurde die Sicht auf die Studienergebnisse allerdings klarer. Ganz so einfach war der Zusammenhang nämlich nicht. Zunächst einmal war nämlich das Patientinnenkollektiv sehr ungünstig ausgewählt worden. Die Frauen befanden sich bereits viele Jahre nach der Menopause – sie waren im Schnitt 63 Jahre alt. Zudem lagen bei vielen von ihnen Risikofaktoren wie Übergewicht, Bluthochdruck oder andere kardiovaskuläre Erkrankungen vor. Und zu guter Letzt waren synthetische Hormonpräparate in relativ hohen Dosierungen verwendet worden, die zum Beispiel in Europa kaum im Einsatz waren. Auch wenn sich selbst die Autorinnen und Autoren der Studie im Nachgang für diese Art des »Hormon-Bashings« entschuldigt haben – der Ruf der HRT war eindeutig ruiniert. Deshalb möchte ich die Gelegenheit nutzen, um hier für eine medizinisch indizierte und vor allem individuell angepasste Hormonersatztherapie in die Bresche zu springen.

Schauen wir uns die vorliegenden Daten dazu einmal genauer an. Dazu nutze ich die Ergebnisse der WHI-Studie, die Frauen zwischen 50 und 59 Jahren betreffen (auch wenn in dieser Untersuchung synthetische Hormone verwendet wurden):

Zusätzliche Fälle von Brustkrebs pro 1000 Frauen, die länger als fünf Jahre eine HRT durchgeführt haben:

- +3 Fälle bei CEE + MPA (Östrogen + Gestagen)
- –2,5 Fälle bei CEE allein (Östrogemonotherapie)

Und: Unter *beiden* Therapien hat sich die Gesamtsterblichkeit der Frauen reduziert!

Das Brustkrebsrisiko bei einer HRT mit synthetischen Hormonen, also einer Östrogen-Gestagen-Kombination, ist:

- vergleichbar mit einer Risikoerhöhung durch ein Glas Wein täglich
- geringer als die Risikoerhöhung durch zwei Glas Wein täglich
- vergleichbar mit dem Risiko durch Übergewicht und geringe körperliche Aktivität

Und noch etwas sehr Interessantes: Die WHI-Studie zeigte zudem, dass eine Hormonersatztherapie signifikant das Risiko für Darmkrebs senkt.

Doch was ist mit den bioidentischen Hormonen? Dazu gibt es sehr gute Studienergebnisse, wie die der französischen E3N-Studie aus dem Jahr 2007.[2] Diese zeigen, dass bei einer Therapiedauer von weniger als fünf Jahren bei einer Kombination von Estradiol und Progesteron oder Dydrogesteron (ein synthetisches Gestagen, das dem bioidentischen Progesteron sehr ähnlich ist) das Brustkrebsrisiko nicht erhöht wird. Bei einer Therapiedauer von über fünf Jahren wird das Risiko leicht erhöht, allerdings geringer als bei einer Kombination mit synthetischen Gestagenen.

Auf zwei Dinge möchte ich in diesem Rahmen explizit hinweisen:

Erstens: Brustkrebs ist natürlich eine äußerst ernste Erkrankung. Die gute Nachricht ist jedoch, dass sie mittlerweile sehr gut behandelbar ist, wenn sie früh erkannt wird. Glücklicherweise stehen uns dazu gute diagnostische Möglichkeiten zur Verfügung.

In der Regel wird allerdings »die Bedrohung« durch eine Brustkrebserkrankung deutlich überschätzt. Die Sterblichkeit sinkt seit Jahrzehnten kontinuierlich, und mittlerweile leben rund 87 Prozent der betroffenen Frauen fünf Jahre nach der Diagnose noch.

In Wahrheit sind auch bei Frauen Herz-Kreislauf-Erkrankungen Todesursache Nr. 1. Und hier scheint eine frühzeitig begonnene Hormonersatztherapie wiederum einen schützenden Effekt zu haben!

Vergleich der weiblichen Sterblichkeit an Brustkrebs und Herz-Kreislauf-Erkrankungen

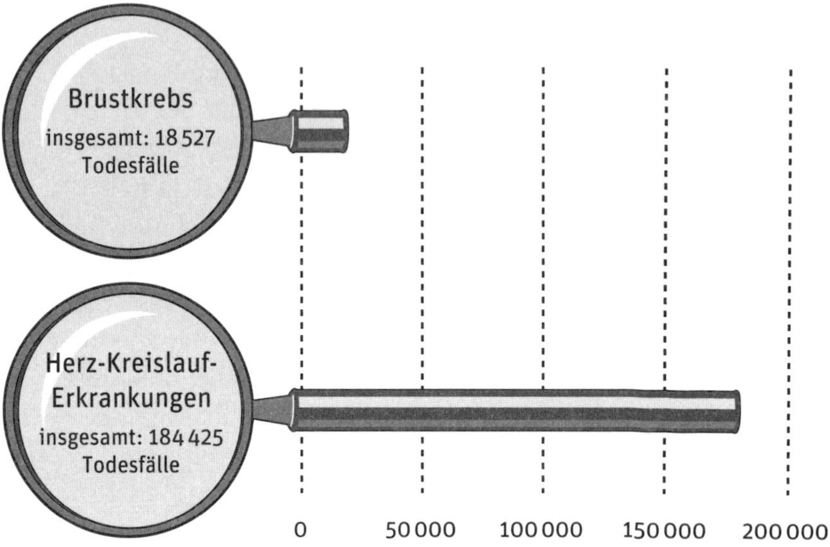

Zweitens: Es ist vermutlich nicht so, dass Hormone (insbesondere das Gestagen) eine solche Krebserkrankung *verursachen*. Die Entstehung von Brustkrebs dauert viele, viele Jahre. Wahrscheinlicher ist, dass erst, wenn bereits Brustkrebszellen mit Hormonrezeptoren vorhanden sind, die gegebenen Hormone deren Wachstum fördern.

Ich erlebe in meiner Sprechstunde jedoch regelmäßig, dass Frauen Angst vor dem Zusatz Titandioxid in den progesteronhaltigen Arzneimitteln haben, welches für die typisch weiße Farbe verantwortlich ist und außerdem vor UV-Licht schützt, was die Haltbarkeit der Präparate verbessert. Das ist eigentlich von Vorteil, allerdings hört man ja immer wieder, dass Titandioxid krebserregend sei. Stimmt das eigentlich? Jein. Tatsächlich gilt das für

nanopartikuläres, also sehr kleines Titandioxid. Sowohl die Europäische Kommission als auch die US-amerikanische Food and Drug Administration (FDA) hat es allerdings in der nicht-nanopartikluären Form, die in den Progesteronkapseln vorhanden ist, jedoch als *nicht krebserregend* eingestuft.
Und dennoch: Wenn eine meiner Patientinnen ein ungutes Gefühl bei der Verwendung hat, biete ich ihr immer an, in einer Apotheke eine Individualrezeptur *ohne* Titandioxid herstellen zu lassen. Einziger Nachteil: Eine Individualrezeptur wird meist nicht von der gesetzlichen Krankenkasse übernommen.

Zusammengefasst wünsche ich mir sehr, dass Frauen vollumfassend aufgeklärt werden, wenn es um den Nutzen und die möglichen Risiken einer Hormonersatztherapie geht. Die »große Angst« vor Brustkrebs ist absolut verständlich, das tatsächlich vorhandene Risiko sollte allerdings immer medizinisch korrekt eingeordnet werden.

Ungeachtet dessen sollten Frauen, neben der Linderung akuter Beschwerden, natürlich auch über die Vorteile einer HRT aufgeklärt werden. So scheint eine frühzeitig (!) begonnene Hormonersatztherapie nicht nur das Risiko für Herz-Kreislauf-Erkrankungen und Diabetes mellitus Typ 2 zu senken, sondern schützt auch die Knochendichte und vermutlich unser Gehirn vor einer Demenz. Da eine individuell angepasste HRT nicht nur den Leidensdruck nimmt, sondern auch Lebenskraft zurückgibt, hilft eine Therapie vielen Frauen außerdem dabei, aktiv zu sein und sich ausreichend zu bewegen, außerdem gut zu schlafen und insgesamt eine gute Lebensqualität zu haben. Und auch das sind natürlich wichtige Faktoren, um gesund zu bleiben!

FRAGE: **Gibt es Frauen, die keine Hormonersatztherapie machen dürfen?**
ANTWORT: Die einzige wirklich sichere Kontraindikation, also eine Situation, in der keine HRT angewendet werden kann, ist ein hormonrezeptor-positiver Brustkrebs. Frauen, die darunter leiden, erhalten in der Regel für einige Jahre eine antihormonelle Therapie, um das Wachstum von möglicherweise noch vorhandenen Krebszellen zu verhindern. Diese Therapie kann (leider!) erhebliche Hormonmangelbeschwerden verursachen. Eine Hormonersatztherapie kann zur Behandlung der Symptome allerdings nicht durchgeführt werden. Mein früherer Oberarzt hat es den Patientinnen so erklärt: »Das wäre, wie wenn wir auf Bremse und Gas gleichzeitig drücken würden.« Und auch wenn sie nach Abschluss der Behandlung noch einmal ganz natürlich in die Wechseljahre kommen, gibt man diesen Frauen, zumindest aktuell (möglicherweise wird es irgendwann einmal Untersuchungen geben, die das Vorgehen verändern), keine HRT.

Frauen, die unter einem hormonrezeptor-positiven Brustkrebs leiden oder gelitten haben, muss deshalb anders geholfen werden.

Das hilft bei Patientinnen, die keine HRT durchführen dürfen:

- **Traubensilberkerze:** Gegen Hitzewallungen und depressive Verstimmungen kann zum Beispiel die Traubensilberkerze helfen.
- **NK3-Antagonisten:** Ebenfalls gegen vasomotorische Beschwerden werden die relativ neuen NK3-Antagonisten eingesetzt, die zwar nicht speziell für Brustkrebs-

patientinnen zugelassen wurden, aber bei denen es keine Hinweise auf eine nachteilige Wirkung gibt.
- **Estrioltherapie, lokal:** Bei einer vaginalen Atrophie kann zudem eine lokale Estrioltherapie durchgeführt werden.

Es gibt also zum Glück auch adäquate Therapien für Frauen, die keine Hormonersatztherapie durchführen dürfen, aber hormonell bedingte Beschwerden verspüren.

FRAGE: Ich bin 47 Jahre alt, habe eine Gerinnungsstörung und durfte nie die Pille nehmen. Bedeutet das, dass ich auch keine Hormonersatztherapie machen darf und die Symptome aushalten muss?
ANTWORT: Ich erlebe sehr viele Frauen in meiner Sprechstunde, die regelrecht verzweifelt sind: Sie haben eine bekannte Gerinnungsstörung und durften nie kombinierte hormonelle Verhütungsmittel verwenden, aus Sorge, dadurch eine Thrombose oder gar Embolie zu provozieren. Nun leiden sie unter massiven Wechseljahresbeschwerden und glauben, auch hier keine Abhilfe mit Hormonen schaffen zu können.

Doch die Sache sieht nun – zum Glück – etwas anders aus! Aber Step by Step: Bei Frauen mit vorhandener Gebärmutter besteht die HRT ja in der Regel aus einem Östrogen sowie Progesteron oder einem synthetischen Gestagen. Vor allem das Östrogen ist für die Risikoerhöhung von thromboembolischen Ereignissen zuständig. Progesteron hat keinen Einfluss auf die Blutgerinnung, und bei den synthetischen Gestagenen gibt es, je nach Typ, Präparate mit einem geringen Risikoprofil.

Dieser Teil der HRT passt also schon mal für Frauen mit einer Gerinnungsstörung.

Wir müssen uns vor allem das Östrogen genauer ansehen. Östrogen ist nämlich nicht gleich Östrogen. Das in den meisten Pillen enthaltene Östrogen heißt Ethinylestradiol und ist ein synthetisches. Dieses Östrogen erhöht immer das Thromboserisiko, egal, ob man es schluckt oder ob es, wie beim Verhütungspflaster, über die Haut aufgenommen wird.

In einer HRT wird jedoch mittlerweile hauptsächlich das bioidentische Östrogen, das 17-ß-Estradiol, verwendet. Das hat per se, also auch oral verwendet, bereits ein deutlich niedrigeres Risikoprofil. Aber (und jetzt kommt's!) die Aufnahme über die Haut, in Form eines Gels, Sprays oder Pflasters, erhöht das Thromboserisiko kaum bzw. gar nicht.

Liegen also Risikofaktoren vor, wie eine Gerinnungsstörung, Übergewicht, Bluthochdruck etc., sollte unbedingt eine *transdermale Therapie* des Östrogens erfolgen.

Ich rate alle Frauen, die schließlich eine solche HRT durchführen, mit ihrem Arzt oder ihrer Ärztin eine zusätzliche Gerinnungsprophylaxe (in Form von Spritzen oder Tabletten) bei langen Fahrten im Auto, Langstreckenflügen und Bettlägerigkeit zu besprechen.

FRAGE: Meine Mutter hatte mit Mitte 60 Brustkrebs. Darf ich, 46 Jahre alt, überhaupt eine Hormonersatztherapie machen, oder sollte ich lieber die Finger davon lassen?

ANTWORT: Viele Frauen, deren Mütter in einem höheren Alter an Brustkrebs erkrankt sind, glauben, dass sie selbst aus diesem Grund keine Hormonersatztherapie durchführen dürfen. Nicht wenige von ihnen halten deshalb einen großen Leidensdruck aus.

Ganz kurz zusammengefasst: Diese Annahme ist so zum Glück nicht richtig! Dazu einige Zahlen: Jede achte Frau in Deutschland erhält einmal im Leben die Diagnose Brustkrebs. Das mittlere Erkrankungsalter liegt bei etwa

64 Jahren. Eine wirklich gute Nachricht, die ich dir nicht vorenthalten möchte, ist, dass die Sterberate seit Jahrzehnten immer rückläufiger ist.

Das bedeutet: Ja, leider (!) erleiden recht viele Frauen eine bösartige Erkrankung ihrer Brust, *aber* dank immer genauerer Früherkennungsmöglichkeiten und passgenauerer Therapien sterben immer weniger daran.

Es gibt einige Faktoren, die das Risiko für eine Brustkrebserkrankung erhöhen.

Faktoren, die das Risiko für Brustkrebs erhöhen:

- Übergewicht
- Alkohol und Nikotin
- Bewegungsmangel
- ungesunde Ernährung (besonders sehr fettreiche, ballaststoffarme Ernährung)
- dichtes Brustdrüsengewebe
- frühe Menarche (frühes Einsetzen der Regelblutung)
- späte Wechseljahre
- keine Schwangerschaften oder späte Schwangerschaften
- Familiengeschichte
- Genmutationen (z. B. Frauen mit BRCA1-, BRCA2-Mutation)
- auch eine HRT länger als fünf Jahre erhöht das Brustkrebsrisiko leicht (wir erinnern uns: mikronisiertes Progesteron erhöht es weniger als ein synthetisches Gestagen! (Siehe auch Seite 207.)

Im Umkehrschluss gibt es natürlich auch Faktoren, die die Brust schützen.

Das schützt vor Brustkrebs:

- ausreichend körperliche Bewegung
- gesundes Körpergewicht
- gesunde und ausgewogene Ernährung (fettreiche Nahrungsmittel meiden!)
- wenig bzw. kein Alkohol und Nikotin
- frühe und mehrere Schwangerschaften
- längeres Stillen (über sechs Monate)

Das Risiko, selbst an Brustkrebs zu erkranken, ist also ein klein wenig höher, wenn die eigene Mutter betroffen war, es also einen Fall in der Familiengeschichte gibt oder gab. Aber in diesem Fall ist es nicht übermäßig erhöht. Grob gesagt gilt: Je weniger Verwandte von einer Erkrankung durch Brustkrebs betroffen sind und je älter sie bei der Diagnose waren, desto geringer ist ein familiär bedingtes Risiko.

Wenn also der Bedarf nach einer individuell angepassten Hormonersatztherapie besteht, kann diese begonnen werden. Wichtig sind (wie immer) die regelmäßigen Vorsorgeuntersuchungen, um bereits frühe Veränderungen erkennen und behandeln zu können (siehe Seite 230).

FRAGE: Ich, 48 Jahre, habe eine Migräne mit Aura, die jetzt in den Wechseljahren schlimmer geworden ist. Ich durfte deshalb nie eine Pille nehmen. Gilt das Gleiche jetzt auch für eine HRT?

ANTWORT: Schauen wir uns die Sache ganz strukturiert an: Was ist zunächst einmal eine Migräne? Bei einer Migräne handelt es sich meist um einen einseitigen, pochenden oder pulsierenden Kopfschmerz. Oftmals ist er mit weiteren Beschwerden wie Übelkeit und allgemeinem Unwohlsein verbunden. Nicht selten aber eben auch mit einer Aura. Eine Aura beschreibt neurologische Symptome wie Seh- und Gefühlsstörungen.

Von der Einnahme einer Kombinationspille, also einer Pille, die sowohl Östrogen als auch Gestagen enthält, wird Mädchen und Frauen mit Migräne plus Aura dringend abgeraten. Warum ist das so? Hier spielt vor allem das oral eingenommene synthetische Östrogen eine Rolle. Das erhöht nämlich per se das Risiko für thromboembolische und kardiovaskuläre Ereignisse. Da Migränepatientinnen mit Aura bereits durch ihre Erkrankung ein Risiko für kardiovaskuläre Ereignisse, wie zum Beispiel einen Schlaganfall, haben, sollten sie bei Verhütungsmitteln auf kombinierte synthetische Präparate verzichten, um das Risiko nicht zusätzlich zu erhöhen. Reine Gestagenpräparate können eine Alternative sein.

Für eine mögliche Hormonersatztherapie bedeutet das: Ein Gestagen wäre in Ordnung, mikronisiertes Progesteron sowieso. Und was ist mit dem Östrogen? Über die Haut gegeben, wir haben schon davon gehört (auf Seite 214), erhöht das bioidentische Estradiol *nicht* das Risiko für thromboembolische Ereignisse. Rechtzeitig begonnen, schützt die Therapie sogar das Herz-Kreislauf-System.

Die Antwort auf die Frage ist also: Nein, es gilt nicht das Gleiche für eine transdermale Estradioltherapie in Kombination mit einem Gestagen oder Progesteron wie für synthetische Kombinationspräparate. Frauen in der Perimenopause, die Beschwerden haben und zudem unter einer Migräne mit Aura leiden, dürfen eine individuell angepasste HRT machen.

Dass eine Migräne sich in der Perimenopause verschlimmert, ist übrigens überhaupt nicht selten. Schuld daran sind die Hormonschwankungen. Viele Frauen, die darunter leiden, kommen mit dem Wunsch zu mir, ihre Hormone rein bioidentisch zu ersetzen. Das kann ich sehr gut verstehen, allerdings muss ich auch hier darauf hinweisen, dass bioidentische Hormone die Eierstöcke nicht ruhigstellen und hormonelle Schwankungen an sich durch sie nicht behandelt werden können.

Einige Frauen können ihre Migräne gut mit dieser Art der Therapie behandeln. Anderen gelingt es nicht. Das ist der Moment, in dem ich empfehle, die Hormonschwankungen mit einem synthetischen Gestagen plus transdermalem Estradiol zu therapieren.

FRAGE: Ich bin 46 Jahre alt und habe Endometriose und jetzt starke Wechseljahresbeschwerden. Darf ich überhaupt eine Hormonersatztherapie machen?

ANTWORT: Endometriose ist eine sehr häufige Erkrankung, die viele Frauen in ihren fertilen Jahren enorme Lebenskraft und -qualität kostet. Schätzungsweise acht bis 15 Prozent aller fertilen Frauen leiden darunter. Bei der Endometriose befindet sich Gebärmutterschleimhautartiges Gewebe außerhalb der Gebärmutter. Im Grunde kann der ganze Bauchraum von Endometrioseherden befallen sein, inklusive der Eierstöcke, der Harnblase und des Darms. Ebenso können sich Herde in der Vagina befinden. Deutlich seltener betrifft die Erkrankung auch andere Organe wie zum Beispiel die Lunge. Befindet sich die Endometriose in der Gebärmutterwand, spricht man von einer sogenannten *Adenomyosis uteri.*

Endometriosegewebe reagiert, wie die Gebärmutterschleimhaut, auf hormonelle Stimuli. Vor allem das Östrogen regt das Gewebe an zu wachsen. Progesteron bzw. Gestagen (mehr als das Progesteron!) dagegen hält es »flach«.

Viele Frauen, die unter einer Endometriose leiden, sehnen sich beinahe nach der Postmenopause, weil mit einem niedrigen Hormonspiegel, also mit dem Wegfall des hormonellen Stimulus, die Endometrioseherde quasi »austrocknen« – wären da nicht die oftmals quälenden perimenopausalen Beschwerden auf dem Weg dorthin (und selbst in der Postmenopause können ja noch so einige Hormonmangelbeschwerden auftreten!).

Eine weitverbreitete Sorge bei Endometriosepatientinnen ist, dass eine HRT, allen voran das gegebene Östrogen, wiederum Endometrioseherde zum Wachsen anregen könnte.

Bedeutet das also, dass betroffene Frauen sich im Zweifel durch die Wechseljahre quälen müssen? Nein!

Grundsätzlich dürfen Frauen mit Endometriose, die in der Perimenopause unter klimakterischen Beschwerden leiden, eine HRT machen – dennoch sollten sie unter genauer Beobachtung bleiben und gerade zu Beginn engmaschig kontrolliert werden. Wichtig ist auch, herauszufinden, wie gravierend die Endometrioseerkrankung ist bzw. war. Viele Frauen haben die Diagnose durch eine (nicht unbedingt gynäkologische) Operation erhalten. Beinahe zufällig wurden Endometrioseherde im Bauchraum entdeckt und entfernt. Das unterscheidet sie von Patientinnen, die unter einer tief-infiltrierenden, also einer organdurchdringenden Endometriose leiden. Bei Ersterem kann in der Regel eine rein bioidentische Therapie mit Estradiol und Progesteron versucht werden. Östrogenspitzen sollten vermieden werden. Bei Zweiterer, also bei Frauen mit einem ausgeprägteren Befall, sollte statt auf das Progesteron auf jeden Fall auf ein synthetisches Gestagen zurückgegriffen werden, da dieses besser in der Lage ist, die Gebärmutterschleimhaut »flach zu halten«, das heißt auch, eventuell vorhandene Endometrioseherde vom Wachsen abzuhalten. Auch wenn aufgrund der Erkrankung die Gebärmutter entfernt wurde, empfiehlt sich keine alleinige Östrogentherapie (auch wenn das theoretisch bei fehlender Gebärmutter möglich wäre!), sondern in den ersten zwei bis drei Jahren der Wechseljahre immer ein Gestagen dazuzugeben, da sich kleine Endometrioseherde noch irgendwo »verstecken« könnten. Für Frauen, die unter einer *Adenomyosis uteri* leiden, kann die Einlage einer gestagenhaltigen Spirale in Kombination mit dem Östrogen einen großen Nutzen haben.

FRAGE: Stimmt es, dass ich meine Tochter und auch meinen Hund nicht umarmen darf, wenn ich kurz vorher das Östrogengel auf meinen Unterarm geschmiert habe?

ANTWORT: Ja, das stimmt tatsächlich! Estradiol (oder auch Testosteron) transdermal appliziert wirkt natürlich nicht nur bei einem selbst, sondern auch bei anderen Personen (oder auch bei Tieren), wenn sie damit in Berührung kommen. Deshalb ist es wichtig, dass Frauen, die sich gerade ein Gel oder Spray auf die Haut gegeben haben, die Stelle mit einem Pullover oder Ähnlichem bedecken, auf jeden Fall direkten Körperkontakt vermeiden. Hündinnen haben zum Beispiel nach direktem Kontakt mit der Besitzerin, die gerade transdermales Östrogen aufgetragen hatte, Zyklusstörungen und ein Anschwellen der Zitzen gezeigt. Und natürlich sollten auch Kinder nicht unnötig mit hormonell wirksamen Substanzen in Berührungen kommen, weil das zu einer verfrühten hormonellen Stimulation führen kann. Ich empfehle immer, abzuwarten, jemanden in den Arm zu nehmen (wenn man sich das Hormon zum Beispiel auf den Unterarm geschmiert hat), bis das Gel oder Spray vollständig eingezogen ist. Es ist natürlich auch möglich, das Gel oder Spray auf eine andere, bedeckte Stelle zu applizieren, zum Beispiel auf die Innenseite des Oberschenkels. Bestenfalls wartet man etwa anderthalb bis zwei Stunden mit Körperkontakt der betreffenden Stelle. Im Sommer gilt übrigens: So lange sollte unbedingt abgewartet werden, bis Sonnencreme darübergegeben oder ins Wasser gegangen wird.

FRAGE: Woran erkenne ich, 51 Jahre alt, dass ich meine Hormone richtig dosiere?

ANTWORT: Gerade in der Perimenopause, wenn die Hormonspiegel noch ordentlich schwanken, kann es manchmal ganz schön tricky sein, eine rein bioidentische Hormonersatztherapie korrekt an den individuellen Bedarf anzupassen. Aber es kann gelingen!

Ich bitte meine Patientinnen, sich während der Wechseljahre von der Idee der ganz strikten Dosierung zu verabschieden. Das gelingt nämlich selten und ist frustrierend – einfach deshalb, weil der Hormonbedarf sehr stark variieren kann, je nachdem, wie viel der Körper selbst produziert. Ich empfehle den Frauen außerdem, eine Art Tagebuch zu führen, in dem sie sich Dosierung und Wohlbefinden notieren. Das kann ungemein dabei helfen, die passende Anzahl an Estradiolhüben und Progesteronkapseln je nach Zyklustag für sich zu finden (nach dem Motto: um den Eisprung herum bei 1 Hub Estradiolgel immer Brustspannen. Ergo: Im nächsten Zyklus ½ Hub schmieren). Es gibt nämlich einige körperliche und psychische Anzeichen, die nahelegen, dass die aktuelle Dosierung nicht ganz passend ist.

Daran erkennst du, dass deine Hormondosierung noch nicht stimmt:

- 17-ß-Estradiol zu niedrig dosiert:
  - Hitzewallungen und andere VMS (Vasomotorische Symptome)
  - Knochen- und Gelenkschmerzen
  - Konzentrations- und Gedächtnisstörungen, »Brain Fog«
  - Schlafstörungen
  - Haarausfall
  - Gewichtszunahme
  - fehlende Libido
- 17-ß-Estradiol zu hoch dosiert:
  - Brustspannen
  - Zwischenblutungen, kürzerer Zyklus
  - innere Unruhe
  - Kopfschmerzen
  - Übelkeit
  - Gewichtszunahme
  - Wassereinlagerungen

Übrigens: Es kann sein, dass sich im Sommer der Estradiolbedarf verändert bzw. reduziert. Das liegt daran, dass bei Wärme die Haut besser durchblutet wird und sich die Poren öffnen. Dadurch wird das Spray/Gel besser aufgenommen. Möglicherweise werden dann zum Beispiel statt 2 Hüben nur 1½ Hub gebraucht.

- mikronisiertes Progesteron zu niedrig dosiert:
  - Schlafstörungen
  - innere Unruhe
  - Gewichtszunahme
  - vermehrte Ängstlichkeit und Panik
  - Wassereinlagerungen

- Zwischenblutungen, kürzerer Zyklus
- starke Menstruationsblutung
- mikronisiertes Progesteron zu hoch dosiert (v.a. bei oraler Substitution):
  - Müdigkeit
  - Abgeschlagenheit
  - Kopfschmerzen
  - Schwindel
  - Übelkeit

Noch einmal zur Erinnerung: Es ist, bei vorhandener Gebärmutter, wichtig, dass das Verhältnis zwischen Estradiol- und Progesterongabe passt. Kommt es zu o.g. Symptomen, bitte nicht einfach das Progesteron absetzen oder drastisch herunterreduzieren. Hier kann es zunächst sinnvoll sein, statt der oralen Gabe die vaginale vorzuziehen bzw. die Gabe auf oral und vaginal zu verteilen (siehe dazu die nächste Frage).

FRAGE: Kann es sein, dass ich, 45 Jahre alt, Progesteron nicht vertrage? Ich bekomme immer Schwindel und Kopfschmerzen, kurz nachdem ich es eingenommen habe.

ANTWORT: Ja, das ist absolut möglich! Der Stoffwechselweg des zugeführten Progesterons ist ein ganz unterschiedlicher – je nachdem, ob es oral oder vaginal verwendet wird:

Bei der oralen Gabe passiert das Progesteron den Magen-Darm-Trakt und die Leber. Dadurch entsteht ein Abbauprodukt (wir nennen das auch »Metabolit«), Allopregnanolon, das an die GABA-Rezeptoren des Gehirns ansetzt. Dort wirkt es sehr direkt angstlösend, beruhigend und schlaffördernd. Bei einigen Frauen treten allerdings auch eher unangenehme Symptome auf wie Kopfschmerzen und Schwindel.

Bei der vaginalen Gabe werden sowohl der Magen-Darm-Trakt als auch die Leber zunächst umgangen, und der direkte GABA-Effekt bleibt aus. Das kann zu einer besseren Verträglichkeit führen – allerdings bleibt dann auch der gezielte schlaffördernde Effekt aus.

Die Arzneimittelpräparate, die mikronisiertes Progesteron enthalten, sind (leider) nur in 100 und 200 mg erhältlich. Es ist zum Beispiel möglich, statt 200 mg Progesteron oral zu verwenden, 100 mg oral und 100 mg vaginal zu versuchen. Das kann sehr gut klappen. Manchen Frauen reichen wiederum »nur« 100 mg oral nicht zum besseren Einschlafen – sie bräuchten ein kleines bisschen mehr (aber nicht gleich 200 mg). Hier kommen die Individualrezepturen aus den Apotheken ins Spiel. Diese können nämlich jede mögliche Dosierung enthalten. Es kann also sinnvoll sein (je nachdem, wie hoch die zusätzliche Estradiolgabe ist), zu den 100 mg Arzneimittelprogesteron zum Beispiel 50 mg als Individualrezeptur zu substituieren. Individualrezepturen haben auch den Vorteil, dass sie in der Regel ohne Titandioxid hergestellt werden.

Einige Frauen kommen jedoch gar nicht mit dem mikronisierten Progesteron zurecht. Sie reagieren auch bei vaginaler Gabe mit starkem Unwohlsein, manchmal sogar mit einem gegenteiligen GABA-Effekt in Form von innerer Unruhe und Nervosität. Hier braucht es also einen anderen Gegenspieler zum Östrogen. Eine Möglichkeit ist die Gabe eines synthetischen Gestagens. Das ist häufig Drosperinon (Slinda®). Um den Schlaf zu verbessern, sollten Schlafstörungen ein Symptom sein, sollte dann an eine abendliche Estradiolgabe gedacht werden (wir erinnern uns: Estradiol verbessert den Tief- und REM-Schlaf, siehe Seite 29). Alternativ kommt ein anderes Gestagen, das Dydrogesteron (Duphaston®), infrage. Es ist ebenfalls synthetisch, allerdings dem Progesteron sehr ähnlich in der Struktur. Im Gegensatz zum oral verwendeten Progesteron wirkt es allerdings nicht schlaffördernd. Auch hier kann deshalb abendlich eingenommenes Estradiol den Schlaf verbessern.

FRAGE: Ich bin 47 Jahre alt und verwende seit Jahren eine Progesteroncreme. Jetzt habe ich total Angst, weil ich gehört habe, dass das nicht gut sei! Warum sollte Progesteron denn nicht über die Haut gegeben werden?
ANTWORT: Fangen wir wie immer von vorne an: Der Knackpunkt ist der, dass Progesteron nicht sicher, das heißt zuverlässig, über die Haut resorbiert wird. Warum das so ist, können wir nur vermuten. Möglicherweise liegt es unter anderem an der Molekülgröße. Frauen, die »in between« oder in der frühen Perimenopause eine alleinige Therapie mit einer Progesteroncreme durchführen und sich damit besser fühlen, müssen diese nicht abbrechen. Das Problem entsteht erst, wenn zusätzlich Estradiol gegeben wird. Das nämlich, das haben wir bereits erfahren, stimuliert die Gebärmutterschleimhaut und braucht als Gegenspieler deshalb dringend Progesteron oder ein synthetisches Gestagen in ausreichender Dosierung, damit sich die Schleimhaut eben nicht aufbaut. Da die Aufnahme des über die Haut gegebenen Progesterons aber nicht gesichert ist bzw. möglicherweise keine ausreichende lokale Progesteronmenge die Gebärmutter erreicht, ist bei gleichzeitiger Östrogengabe die Schleimhaut nicht sicher geschützt. Die Folge: Sie baut sich möglicherweise auf, und das Risiko einer bösartigen Veränderung steigt mit der Zeit.

Mikronisiertes Progesteron sollte also, um einen sicheren Schleimhautschutz bei gleichzeitiger Östrogentherapie zu gewährleisten, entweder oral oder vaginal verwendet werden.

Bitte aber dennoch keine Panik: So wie ich die Fragestellung verstanden habe, hast du bislang ja ohnehin »nur« eine Progesteroncreme und nicht zusätzlich Östrogen verwendet. Wenn doch, dann kann es sinnvoll sein, die Höhe und Struktur der Gebärmutterschleimhaut einmal mittels einer vaginalen Ultraschalluntersuchung kontrollieren zu lassen.

FRAGE: Meine Frauenärztin hat mir, 46 Jahre alt, statt Progesteron eine Gestagenpille zum Östrogengel verschrieben, weil ich dauernd geblutet habe. Ist das sinnvoll? Und kann ich zusätzlich zu der Pille abends Progesteron zum Schlafen nehmen?

ANTWORT: Gerade in der Perimenopause, also dann, wenn vor allem das Östrogen stark schwankt, kann es sehr schwierig sein, eine rein bioidentische Therapie passend einzustellen. Tatsächlich ist es ja so, dass der Hormonbedarf jeden Tag etwas anders sein kann – je nachdem, wie viel der eigene Körper selbst (noch) produziert. Nicht wenige Frauen leiden deshalb unter häufigen Zwischenblutungen, weil die Hormone einfach nie so wirklich richtig in der Balance sind.

Es gibt verschiedene Möglichkeiten der Unterstützung, die man dann in Erwägung ziehen kann. Eine Möglichkeit ist tatsächlich eine Gestagenpille. Diese stellt, das wissen wir bereits, die Eierstöcke »ruhig« und stabilisiert außerdem die Gebärmutterschleimhaut. Das Hormonchaos entspannt sich also, und auch die ewigen Blutungen hören meist auf.

Das Gestagen wiederum verbessert nicht den Schlaf, da es nicht direkt an die GABA-Rezeptoren ansetzt, wie das oral substituierte Progesteron. Viele Frauen fragen mich deshalb, ob nicht eine Estradiol-Gestagen-Progesteron-Kombination möglich sei. Ich gebe zu: Davon bin ich kein großer Fan, und dazu gibt es im Grunde auch keine wissenschaftlichen Daten. Da Gestagen und Progesteron im Körper an die gleichen Rezeptoren ansetzen, kann es aber sicherlich auf Zellebene zu einem »Konkurrenzverhalten« der beiden Hormone kommen, was nicht ideal ist. Deshalb empfehle ich meinen Patientinnen, stattdessen auf die schlaffördernde Wirkung des Estradiols zu setzen und ansonsten auch gern nicht-hormonell wirksame Phytopharmaka wie Baldrian oder Melisse, die beruhigend und schlaffördernd wirken, oder natürlich auch das »Schlafhormon« Melatonin zu verwenden.

Etwas anders sieht es aus, wenn eine Gestagenspirale zum Schutz der Gebärmutterschleimhaut und zur Blutungsregulation verwendet wird. Wichtig ist hier, dass es eine Spirale ist, die 20 µg Levonorgestrel abgibt, damit unter einer gleichzeitigen Östrogentherapie die Schleimhaut gut geschützt ist. Da die Spirale aber hauptsächlich lokal wirkt, spricht aus medizinischer Sicht nichts dagegen, abends zum Schlafen zusätzlich etwas Progesteron zu geben.

Und: Wenn eigentlich »nur« eine häufige Blutung das Problem ist, kann es auch sinnvoll sein, eine Gebärmutterausschabung mit Verödung der Gebärmutterschleimhaut vornehmen zu lassen. Das ist ein kleiner Eingriff, der allerdings die Lebensqualität der Frauen entscheidend verbessern kann. Danach kann auch die rein bioidentische Therapie weitergeführt werden.

FRAGE: Ich bin 52 Jahre alt und fühle mich oft müde und schlapp. Meine Frauenärztin sagt, meine HRT mit Östrogen und Progesteron sei gut eingestellt. Eine Freundin hat mir neulich von DHEA-Kapseln vorgeschwärmt, durch die sie sich viel fitter fühle. Ist die Substitution von DHEA sinnvoll?

ANTWORT: Dehydroepiandrosteron, kurz DHEA – was ist das eigentlich genau? Um das zu verstehen, lohnt es sich, seinen Stoffwechselweg anzuschauen:

Der Stoffwechselweg von DHEA

Cholesterin

↓

Pregnenolon ⟶ Progesteron

↓

DHEA

↓

Androstenedion

↓

Estradiol ⟵ Testosteron

DHEA ist ein Hormon, das hauptsächlich in der Nebenniere gebildet wird. Es ist letztendlich das »Vorläuferhormon« von Testosteron und Östrogen. Nachdem wir in unseren Zwanzigern einen wahren DHEA-Peak haben, wird es, je älter wir werden, immer weniger. Neben der Funktion als Vorläuferhormon dient DHEA außerdem als Gegenspieler zu Cortisol und hat deshalb eine stresslindernde Wirkung.

Die Abnahme der DHEA-Konzentration mit steigendem Alter

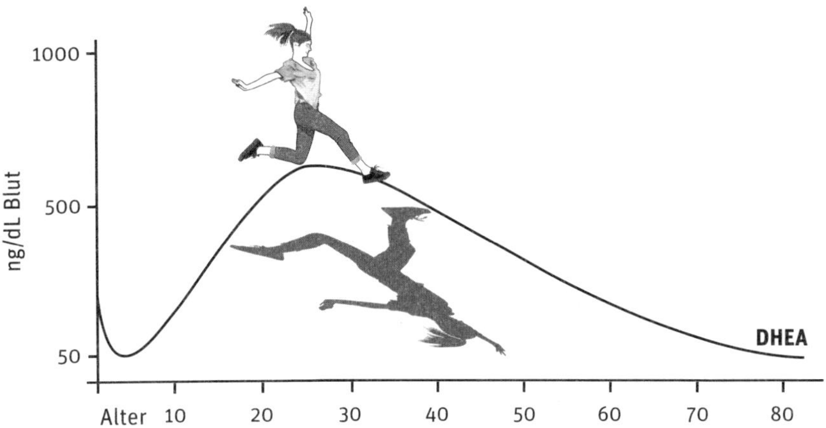

Die Substitution von DHEA wurde eine ganze Zeit lang als wahres Anti-Aging-Wunder dargestellt. Fit sollte es machen, die Libido steigern und außerdem die Lebenszeit verlängern. Diese Annahmen kamen nicht von ungefähr, vielmehr zeigten verschiedene Tierexperimente tatsächlich positive Effekte auf Gefäß- und Immunsystem, die Muskulatur und die Gehirnfunktion. Und ja, sogar die Lebenszeit konnte mitunter bei den Versuchstieren verlängert werden. Aber (und jetzt kommt das große *Aber!*) diese Effekte konnten so in wissenschaftlichen Studien nicht auf den Menschen übertragen werden. Zudem wurden unter der oralen Gabe auch Nebenwirkungen wie Akne, Haarausfall und dunkle Behaarung beobachtet.[3]

Ich kenne durchaus Frauen, die in der Peri- und Postmenopause von einer DHEA-Gabe profitieren. Sie fühlen sich tatsächlich energievoller. Wenn also eine Frau eine solche Therapie versuchen möchte, spricht meist nichts dagegen. Ich empfehle jedoch immer, eine systemische

DHEA-Substitution unter ärztlicher Kontrolle durchzuführen und auch regelmäßig die Hormonwerte im Blut kontrollieren zu lassen, um unangenehme Nebenwirkungen wie unreine Haut und Haarausfall zu vermeiden. Übrigens: Die Studienlage zur lokalen Therapie von DHEA zur Behandlung einer vaginalen Atrophie sieht anders aus. Hier konnte gezeigt werden, dass die Verwendung von DHEA, zum Beispiel als Gel, zu einer deutlichen Verbesserung von vaginaler Trockenheit und Schmerzen im vulvovaginalen Bereich führt (siehe dazu auch Seite 179).

FRAGE: Sollte ich, 47 Jahre, öfter als einmal im Jahr zur gynäkologischen Vorsorgeuntersuchung gehen, wenn ich Hormone nehme?

ANTWORT: Zunächst einmal lohnt es sich, sich ganz allgemein die empfohlenen Vorsorgeuntersuchungen, auf die gesetzlich versicherte Frauen Anspruch haben, genauer anzuschauen. Ich halte es nämlich für enorm wichtig, dass Frauen wissen, was ihnen empfohlen wird und was sie (wenn sie möchten), darüber hinaus tun können. Denn: Vorsorge ist ein ganz wichtiges Tool der Prävention und rettet Leben!

Here we go!

Vorsorgeuntersuchungen für gesetzlich Versicherte:

- ab 18 Jahre: zweimal jährlich zahnärztliche Untersuchung
- zwischen 18–35 Jahre: einmaliger allgemeiner Gesundheitscheck in der Hausarztpraxis

- ab 20 Jahren: einmal jährlich gynäkologische Vorsorgeuntersuchung mit Pap-Abstrich
- ab 30 Jahren: zusätzlich zur gynäkologischen Vorsorgeuntersuchung Abtasten der Brust
- ab 35 Jahren: statt jährlichem Pap-Test alle drei Jahre Kombination aus Pap- und HPV-Test
- ab 35 Jahren: alle drei Jahre allgemeiner Gesundheits-Check-up zur Früherkennung, zum Beispiel von Nieren-, Herz-Kreislauf-Erkrankungen und Diabetes in der Hausarztpraxis. Einmaliges Screening auf Hepatitis B- und Hepatitis C-Virusinfektion
- ab 35 Jahren: alle zwei Jahre Hautkrebsscreening
- 50–75 Jahre: alle zwei Jahre Mammografiescreening
- ab 50: zwei Darmspiegelungen im Mindestabstand von zehn Jahren, alternativ alle zwei Jahre Stuhltest auf Blut

Ich empfehle im Grunde allen Frauen ab vierzig, zusätzlich regelmäßig einen vaginalen Ultraschall und auch einen Brustultraschall durchführen zu lassen. Leider handelt es sich hierbei um Individuelle Gesundheitsleistungen (IGeL), das heißt, sie müssen von den Frauen selbst gezahlt werden.

Um auf die Frage zu antworten: Gerade Frauen, die eine Hormonersatztherapie machen, sollten zu den genannten Vorsorgeuntersuchungen regelmäßig die Gebärmutterschleimhaut per vaginalem Ultraschall checken lassen (siehe Seite 191). Ich empfehle mindestens einmal im Jahr, gerne auch zweimal. Zudem halte ich bei einer laufenden HRT, vor allem, wenn sie bereits länger als fünf Jahre durchgeführt wird, den Brustultraschall für enorm wichtig. Auch dieser am besten einmal jährlich (und natürlich das regelmäßige Mammografiescreening) (siehe Seite 207)!

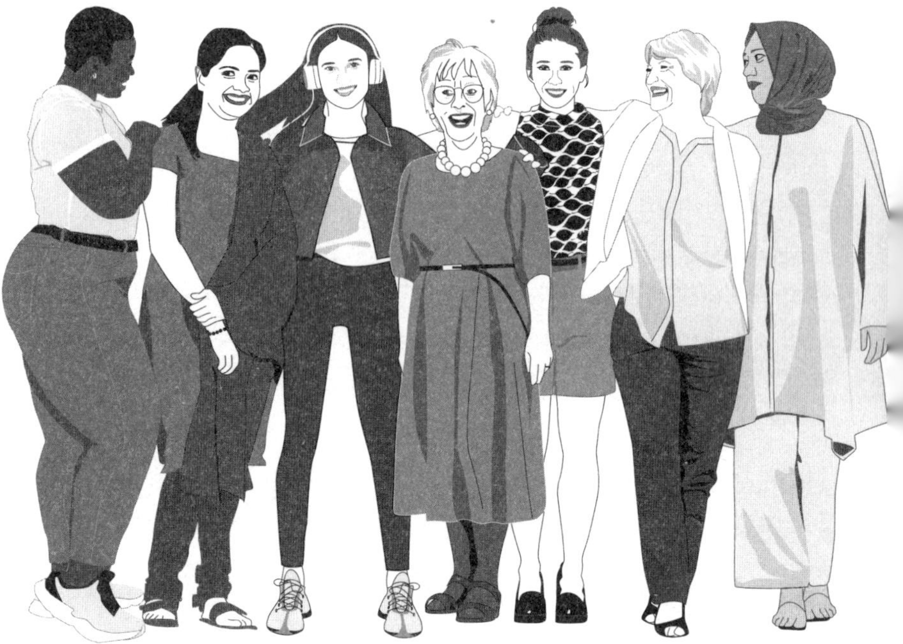

Teil 4

Die weibliche Kraft in der Postmenopause

Viele Frauen in den Wechseljahren, also der Perimenopause, sehnen die Postmenopause geradezu herbei. Absolut verständlich, denn ganz häufig erweisen sich die Wechseljahre ja als eine sehr fordernde Lebensphase, und die Zeit nach der letzten Blutung verspricht etwas mehr Ruhe. So ist es tatsächlich auch. Denn etliche Beschwerden, vor allem die, die durch die hormonellen Schwankungen verursacht werden, bessern sich nun deutlich. Ich erlebe viele Frauen, die mit dem Eintritt in die Postmenopause ein ganz neues Gefühl der Stabilität erfahren und sich nun rundum wohl in ihrem Körper fühlen. Sie wissen um ihre körperliche und geistige Stärke und freuen sich auf alles, was vor ihnen liegt. Diese neue Lebensphase möchten sie natürlich gesund und aktiv (mit-)gestalten, wohl wissend, dass jetzt auch wichtige Grundlagen für das gesunde Altern gelegt werden. Und genau deshalb ist es so wichtig, dass Frauen nicht nur über die Zeit der Perimenopause aufgeklärt werden, sondern auch über alles, was danach kommt! Damit sie ihr Leben wissend und selbstermächtigt gestalten können.

Hormonelle Veränderungen in der Postmenopause

Nach dem hormonellen Auf und Ab der Wechseljahre kommen wir nun in ruhigere Fahrwasser. Das ist für viele Frauen sehr erleichternd. Und dennoch werden die Fragen nicht weniger. Was passiert hormonell (noch) in der Postmenopause? Schauen wir uns das einmal genauer an!

FRAGE: Ich bin 57 Jahre alt und hatte vor etwa zwei Jahren meine letzte Periode. Woher weiß ich, ob die Wechseljahre jetzt vorbei sind?

ANTWORT: Auf diese Frage könnte ich jetzt mit reiner Statistik antworten. Das wäre aber Unsinn, denn so individuell wie jede Frau, so individuell ist auch das Alter, in dem sie in ihre verschiedenen Lebensphasen eintritt. Dennoch möchte ich hier ein paar Zahlen zur Orientierung nennen: Mit etwa 51 Jahren haben die meisten Frauen ihre Menopause. Oft wird dieser Begriff mit den eigentlichen Wechseljahren, der Perimenopause, gleichgesetzt, das ist aber medizinisch nicht korrekt. Die Menopause bezeichnet die letzte Menstruationsblutung. Nach etwa zwölf Monaten weiß man, dass es auch tatsächlich die letzte Blutung gewesen ist. Nicht selten haben Frauen in den Wechseljahren nämlich mehrere Monate keine Menstruation mehr, und dann setzt sie plötzlich noch mal ein – die Menopause kann also manchmal ganz schön auf sich warten lassen.

Ein Jahr nach der Menopause, also (rein statistisch!) mit etwa 52 Jahren, beginnt die Postmenopause. Das Hormon-Auf-und-Ab beruhigt sich, und viele Frauen genießen diesen neuen Lebensabschnitt sehr. Keine Menstruationsblutung mehr zu haben, ist für viele Frauen zwar emotional schmerzhaft, weil es den endgültigen Abschied von der eigenen Fertilität bedeutet, meist schwingt aber auch ein großes Stück Erleichterung mit. Führen sie eine bioidentische Hormonersatztherapie durch, muss die Dosierung nicht mehr ständig an den eigenen Hormonspiegel angepasst werden, sondern es können nun meist konstante Dosen substituiert werden.

Um nun ganz konkret auf die Frage zu antworten: Frauen, die ein Jahr nicht mehr geblutet haben, sind also in der Regel aus der Phase der Wechseljahre herausgetreten und stehen am Anfang der Postmenopause. Ich schreibe bewusst »in der Regel«, weil es bei einigen Frauen vorkommt, dass sich die Eierstöcke auch nach mehr als einem Jahr ohne Menstruation noch einmal kurz zurückmelden und sozusagen eine Pause von ihrem wohlverdienten Ruhestand machen. Das kommt aber eher selten vor. Deshalb: Wenn die letzte Blutung, wie bei dir, etwa zwei Jahre zurückliegt, sind die Wechseljahre meist vorbei. Unabhängig von der Menstruation merken die meisten Frauen aber auch selbst, dass sich das Hormonkarussell langsam beruhigt – und das ist das eigentlich Entscheidende!

FRAGE: Kann ich auch in der Postmenopause noch hormonelle Schwankungen haben?
ANTWORT: Auch diese Frage bekomme ich sehr häufig gestellt. Und auch hier ist eine Antwort nicht so einfach. Weil ein Jein vermutlich nicht sehr befriedigend ist, hole ich ein klein wenig aus. Wir wissen bereits, dass es nicht zwingend so ist, dass mit der Menopause, also der letzten Menstruationsblutung, die Eierstöcke in Rente ge-

hen und nie wieder etwas von sich hören lassen. Meist ist es so, dass die Menopause eine Phase einleitet, in der die Eierstöcke tatsächlich keine große Arbeit mehr verrichten und die Hormonspiegel relativ konstant niedrig bleiben. Bei einigen Frauen jedoch melden sich die Eierstöcke noch einmal (oder auch zweimal) zurück. Meine Patientinnen berichten mir dann, dass sie ein typisches Brustspannen und andere hormonell bedingte Symptome verspüren und sogar noch mal eine vaginale Blutung einsetzt. Das gibt es, keine Frage. Doch je mehr Zeit vergeht, desto unwahrscheinlicher wird es, dass sich hormonell noch einmal etwas »regt«.

Ich höre und lese auch immer wieder (vor allem in den sozialen Medien), dass hormonelle Schwankungen in der Postmenopause auch deshalb vorkommen könnten, weil ein Teil der Hormone in den Nebennieren (und auch im Fettgewebe) hergestellt würden und diese mit der Menopause nicht komplett ihre Funktion aufgäben. Je nach Stresslevel und Aktivität der Nebennieren käme es deshalb immer wieder zu Hormonschwankungen.

Es stimmt natürlich, dass die Nebennieren in der Menopause nicht funktionsunfähig werden, *aber* erstens nimmt auch deren Aktivität mit steigendem Alter ab, und zweitens spielt die dort hergestellte Hormonmenge keine große Rolle. Zumindest nicht in dem Ausmaß, als dass es durch die Tätigkeit bzw. die Unterstützung der Nebennieren postmenopausal zu gravierenden Hormonschwankungen kommen könnte. Das wichtigste Östrogen, das 17-ß-Estradiol, wird hauptsächlich in den Eierstöcken gebildet, das Progesteron sowieso. Reift kein Follikel mehr heran und findet kein Eisprung mehr statt, bleiben die Hormonspiegel niedrig, und es kommt zu keinen hormonellen Schwankungen von Östrogen und Progesteron mehr.

Symptome in der Postmenopause

Obwohl der Hormonspiegel jetzt nicht mehr schwankt, kann natürlich auch ein permanenter Hormonmangel so einige Symptome verursachen. Wird eine Hormonersatztherapie durchgeführt, kann es sein, dass die Dosierung noch einmal ganz neu angepasst werden muss. Werden die Hormone nicht ersetzt, gibt es natürlich dennoch zahlreiche Möglichkeiten, lästige Beschwerden zu behandeln.

Frage: Ich bin 65 Jahre alt und schlafe so schlecht. Ich fühle mich morgens überhaupt nicht ausgeruht. Gibt es etwas, das mir helfen kann?

ANTWORT: Wir haben uns bereits mit Schlafstörungen in den Wechseljahren beschäftigt (siehe Seite 157), mit den Ursachen und auch den verschiedenen Therapieansätzen. Je älter wir werden, desto komplexer werden die Gründe dafür, warum der Schlaf insgesamt schlechter werden kann – und umso häufiger treten Schlafstörungen auf. Untersuchungen haben gezeigt, dass zwischen 35 und 60 Prozent aller postmenopausalen Frauen darunter leiden.[1] Neben dem Mangel der Sexualhormone bei Frauen verändert sich geschlechtsunabhängig auch der Melatoninspiegel. Melatonin ist das Hormon, das bei Dunkelheit vermehrt ausgeschüttet wird und unter anderem unseren Schlaf-wach-Rhythmus regelt. Ein niedriger Melatoninspiegel kann deshalb für einen gestörten Schlaf sorgen.

Der Melatoninspiegel sinkt mit dem Alter

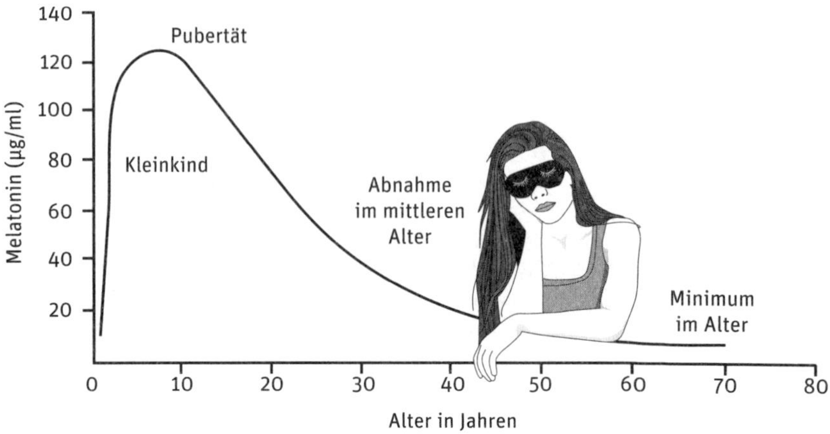

Zudem kann auch ein sich verändernder Lebensrhythmus unsere Nächte verändern. Weniger körperliche Bewegung, Schmerzen oder gar körperliche Erkrankungen (Stichwort: »Schlafapnoe«) können dafür sorgen, dass das nächtliche Zur-Ruhe-Kommen quasi ausfällt oder sehr zu kurz kommt.

Fakt ist: Mit dem Älterwerden, dem niedrigeren Sexualhormon- und auch Melatoninspiegel in Kombination mit weiteren Einflussfaktoren verkürzt sich nicht nur die Schlafdauer, sondern verändert sich insgesamt die Schlafarchitektur. Die Tief- und REM-Schlafphasen nehmen ab, dafür die Leichtschlafphasen zu. Kein Wunder also, dass sich die Nächte nicht mehr so erholsam anfühlen. Einige Menschen kompensieren die unruhigen Nächte mit einem Nickerchen am Vormittag, anderen gelingt das nicht.

Du siehst: Ein gesunder Schlaf (oder das Fehlen davon) beschäftigt uns im Grunde ein Leben lang! Treten in der Postmenopause Schlafstörungen neu auf, dann ist es besonders wichtig, sie zunächst einmal medizinisch, das heißt in einem Schlaflabor, abklären zu lassen. So können ernstere körperliche Ursachen ausgeschlossen werden. Liegen keine physischen Erkrankungen vor, können folgende Therapieansätze helfen.

Auch hier möchte ich zunächst die **Hilfsmittel** erwähnen, die **bei jeglicher Art von Schlafstörungen** und nicht nur in der Postmenopause hilfreich sein können:

- **Ausreichend körperliche Bewegung tagsüber**
- **Genügend Tageslicht tanken, ggf. eine Tageslichtlampe verwenden**
- **Rituale und Schlafplan einhalten**
- **Verzicht auf Alkohol und späten Kaffee**

Phytopharmaka

- **Baldrian:** 400 bis 600 mg Baldriantrockenextrakt 30 Minuten vor dem Schlafengehen einnehmen
- **Melisse:** 300 mg Zitronenmelissenextrakt 30 Minuten vor dem Schlafengehen einnehmen
- **Passionsblumenkraut:** 500 mg Passionsblumenkrautextrakt 30 Minuten vor dem Schlafengehen einnehmen.

Gezielt Mikronährstoffe zuführen

Hier sind vor allem Magnesium, B-Vitamine, Omega-3-Fettsäuren, Zink und Vitamin D wichtig.

Kognitive Verhaltenstherapie

Das Ziel ist es, Schlaf wieder als etwas Entspannendes zu erleben.

Das hilft bei Schlafstörungen in der Postmenopause:

- **Mikronisiertes Progesteron:** Oral eingenommenes mikronisiertes Progesteron wirkt wie die meisten chemischen Schlaf- und Beruhigungsmittel über den GABA-Rezeptor im Gehirn – allerdings auf natürliche Art und Weise. Inwieweit eine Hormonersatztherapie in der Postmenopause sinnvoll ist bzw. welche Risiken dann vorliegen, darauf komme ich später noch zu sprechen (auf Seite 246). Vorab nur so viel: Diese Risiken gelten allerdings im Grunde nur für das substituierte Östrogen. Progesteron erhöht nicht die Gefahr von kardiovaskulären Ereignissen und kann deshalb eigentlich immer verwendet werden. Eine Studie hat zum Beispiel gezeigt, dass postmenopausale Frauen, die abends vor dem Schlafengehen 300 mg mikronisiertes Progesteron einnehmen, weniger unter nächtlichen Wachphasen leiden.[2] Ein Therapieversuch lohnt sich also auf jeden Fall!
- **Melatonin:** Untersuchungen haben gezeigt, dass Melatonin in einer Dosierung zwischen 1 und 5 mg nicht nur die Einschlafzeit, sondern auch die Schlafdauer und -effizienz bei »älteren« Menschen verbessert.[3]
- Ich empfehle, mit 2 mg Melatonin 30 Minuten vor dem Einschlafen zu beginnen. Je nachdem, ob vor allem Einschlaf- oder Durchschlafstörungen das Problem sind, sollte auf schnell wirksame oder retardierte Präparate zurückgegriffen werden.

Sinnvolle Therapiekombinationen

Es können alle Therapieansätze miteinander kombiniert werden! Wenn eine kombinierte HRT begonnen wird, sollte diese nicht mit der Passionsblume kombiniert werden.

FRAGE: Ich bin 56 Jahre alt und hatte seit drei Jahren keine Menstruation mehr, nehme keine Hormone und habe jetzt auf einmal Blut auf dem Toilettenpapier entdeckt. Sind die Wechseljahre doch noch nicht vorbei?

ANTWORT: Eine vaginale Blutung in der Postmenopause nennt man »postmenopausale Blutung«. Ein etwas sperriges Wort, ich weiß, weswegen es auch oft mit »PMB« abgekürzt wird. Eine solche PMB ist, wenn keine Hormonersatztherapie durchgeführt wird, selten auf hormonelle Veränderungen oder ein hormonelles Ungleichgewicht zurückzuführen. In einigen (wenigen) Fällen »springen« die Eierstöcke tatsächlich noch einmal in der Postmenopause »an«, und es kann zu einer Menstruationsblutung kommen.

Wichtig: Eine PMB gehört immer medizinisch abgeklärt! Der Gang zur Frauenärztin ist also der erste und wichtigste Schritt. Sie wird zunächst eine vaginale Untersuchung durchführen. Gar nicht so selten finden Frauen nämlich etwas Blut auf dem Toilettenpapier, weil ihre Vulva und Vagina so trocken und wund ist, dass es zu Schleimhautrissen kommt, aus denen Blut austritt. Viele Frauen neigen besonders nach dem Geschlechtsverkehr dazu. Das ist nicht besorgniserregend, aber sehr störend. Die Therapie besteht in der adäquaten Behandlung der vaginalen Atrophie (siehe Seite 177).

Neben der Beurteilung von Vulva und Vagina wird sich die Frauenärztin auch den Gebärmutterhals anschauen. Natürlich gibt es bösartige Erkrankungen wie den Gebärmutterhalskrebs, die Blutungen verursachen können. Gebärmutterhalskrebs ist heutzutage aber zum Glück selten, da er in der Regel über Krebsvorstufen entsteht, die bei den regelmäßig durchgeführten Abstrichen im Rahmen der gynäkologischen Krebsvorsorge entdeckt und, wenn nötig, entfernt werden können. Häufiger dagegen treten Polypen am Gebärmutterhals auf, die auch Zervixpolypen genannt werden. Ist ein solcher »der Übeltäter«, wird er meist entfernt, und der Spuk hat ein Ende.

Die Kollegin wird auch eine Ultraschalluntersuchung durchführen. Damit können nämlich die Eierstöcke, die Gebärmutter und vor allem die Gebärmutterschleimhaut beurteilt werden. Bei Auffälligkeiten der Eierstöcke werden weitere diagnostische Maßnahmen eingeleitet. Das kann zum Beispiel ein MRT sein oder eine operative Bauchspiegelung. Ist eine Veränderung der Gebärmutterschleimhaut, auch Endometrium genannt, erkennbar, folgt meist ebenfalls ein kleiner Eingriff. Dabei wird zuerst mit einer Kamera in die Gebärmutterhöhle geschaut (Hysteroskopie) und die Schleimhaut genauer beurteilt und anschließend eine Ausschabung (Abrasio oder Kürettage) gemacht. Das so gewonnene Gewebe wird anschließend genauer untersucht. Häufig stecken Polypen der Gebärmutterschleimhaut oder eine Endometriumhyperplasie, also eine verdickte Schleimhaut, hinter einer PMB. In einigen Fällen kann sich eine Endometriumhyperplasie im Laufe der Zeit zu einem Krebs der Gebärmutter (Endometriumkarzinom) weiterentwickeln. Gut also, wenn sie operativ abgetragen wurde! In einigen Fällen ist eine postmenopausale Blutung tatsächlich schon durch eine Krebserkrankung bedingt. Aber keine Panik – das ist zum Glück sehr selten der Fall!

Bluten Frauen, die eine HRT machen, vaginal, gilt es eine Besonderheit zu beachten: Davon abgesehen, dass auch sie unter einer vulvovaginalen Atrophie, Auffälligkeiten der Eierstöcke oder diversen Polypen leiden können, besteht bei ihnen nicht selten ein Missverhältnis zwischen der Östrogen- und der Gestagen- bzw. Progesterondosierung. Wir wissen: Östrogen stimuliert die Gebärmutterschleimhaut zum Wachstum, und Gestagen und Progesteron fungieren als »Gegenspieler« und schützen die Schleimhaut bzw. »halten sie flach«. Immer wieder habe ich Frauen in meiner Sprechstunde, denen gar nicht bewusst ist, dass sie bei einer vorhandenen Gebärmutter zusätzlich zum Östrogen auch ein Gestagen bzw. Progesteron in einer ausreichenden Dosierung (und nicht als Creme) zum Schleimhautschutz verwenden müssen (Frauen ohne Gebärmutter können darauf verzichten). Kommt es durch eine nicht adäquat durchgeführte HRT zu einer Endometriumhyperplasie, also einem übermäßigen Aufbau der Gebärmutterschleimhaut, kommt es nicht nur häufig zu Blutungen, sondern es steigt auch das Risiko, irgendwann an einem Gebärmutterschleimhautkrebs zu erkranken.

FRAGE: Ich bin 61 Jahre alt und habe schon seit zehn Jahren keine Menstruation mehr, seit Kurzem aber immer wieder Hitzewallungen. Warum ist das so?

ANTWORT: Lange Zeit war die Vorstellung von der Perimenopause die, dass es »einfach eine Zeit ist, die man überstehen muss«. Einmal vorbei, kommt die alte Lebensqualität wieder zurück, und die vergangenen Monate oder Jahre, die von Beschwerden geprägt waren, erscheinen bloß noch wie ein böser Spuk. Auch diesbezüglich sind wir mittlerweile deutlich schlauer! Wir wissen, dass nicht nur die Symptome und deren Zeitverlauf höchst individuell sind, sondern dass manche Beschwerden auch weit über die Wechseljahre bestehen bleiben können.

Hitzewallungen oder allgemein VMS gehören zu diesen Symptomen, die besonders hartnäckig sein können. So erlebe ich in meiner Sprechstunde nicht selten Frauen, deren Menopause bereits einige Jahre her ist (deren Hormonchaos sich also beruhigt hat), die aber nach wie vor nachts nass geschwitzt aufwachen oder auch tagsüber von einem Hitzeanflug überrascht werden. Viele von ihnen »trauen« sich erst jetzt, nachdem die Wechseljahre gaaaaanz langsam kein Tabu mehr sind, zu mir in die Sprechstunde, um zu fragen, was sie dagegen tun können – obwohl ihr Leidensdruck stets immens war. Mit diesen Frauen bespreche ich dann alle möglichen Optionen, die wir haben.

Das hilft bei VMS:

Bitte auch noch einmal im Detail im Teil »Und da sind sie: die Wechseljahre« (ab Seite 133) nachlesen.

- **Verzicht auf Nikotin und Alkohol**
- **Ausreichend Wasser (zwei Liter/Tag) trinken**
- **Bewegung und ein gesundes Körpergewicht**
- **Entspannung** (z.B. Yoga, Meditation)
- **Kognitive Verhaltenstherapie**
- **Phytopharmaka** (z.B. Traubensilberkerze, Rotklee, Rhabarber)
- **Medikamentöse Therapien** (z.B. SSRI/SRNI und NK3-Antagonisten)

Hormonersatztherapie

Inwieweit eine HRT in der Postmenopause sinnvoll ist und welche Risiken es gibt, darauf komme ich gleich noch genauer zu sprechen.

Sinnvolle Therapiekombinationen

Wenn eine Hormonersatztherapie begonnen wird, sollte diese nicht mit den Phytopharmaka und dem NK3-Antagonisten kombiniert werden. Eine HRT und SSRI zusammen sind dagegen kein Problem.

Was mich bei der Frage allerdings stutzig macht, ist der Umstand, dass die Hitzewallungen *wieder* aufgetaucht sind, das heißt, sie waren eine ganze Zeit lang nicht mehr vorhanden. Das wiederum ist sehr untypisch für hormonell bedingte VMS. Ja, sie können – leider – über viele Jahre bestehen bleiben, dass sie aber erneut auftreten, wenn der Hormonspiegel eigentlich gleichbleibend niedrig ist, ist tatsächlich ungewöhnlich. Hier drängt sich mir der medizinische Verdacht auf, dass die Beschwerden *nicht* hormonell bedingt sind. Hitzewallungen und Schwitzen können nämlich auch ganz andere Ursachen haben – und sollten immer medizinisch abgeklärt werden!

So könnte zum Beispiel ein nicht bekannter Bluthochdruck ursächlich sein oder eine diabetische Erkrankung. Auch bösartige Erkrankungen (ohne Angst machen zu wollen, einfach, um alle möglichen Diagnosen aufgezählt zu haben) können mal dahinterstecken. In diesem Fall ist also der Gang zum Arzt oder zur Ärztin empfohlen. Konnten alle ernsthaften Erkrankungen ausgeschlossen werden und liegen keine schwerwiegenden Kontraindikationen gegen eine HRT vor, dann könnte in ärztlicher Begleitung ein Therapieversuch mit Hormonen gestartet und versucht werden.

Behandlungsmöglichkeiten in der Postmenopause

»Ich wusste nicht, dass ich eine Hormonersatztherapie hätte machen können!« – Diesen Satz höre ich regelmäßig von Frauen, die sich mehr schlecht als recht durch die Perimenopause geschleppt und ihre Beschwerden ausgehalten haben – weil ihnen dazu »geraten« wurde. Natürlich stellen sie sich (und mir) jetzt die Frage, ob sie damit etwas Grundlegendes verpasst und nun keine Chance mehr haben, gesund und aktiv älter zu werden (Spoiler: Das ist natürlich nicht so!). Und natürlich möchten sie ganz häufig wissen, ob der Beginn einer Therapie auch jetzt, in der Postmenopause, noch sinnvoll ist. Darauf lohnt sich ein differenzierter Blick!

Und natürlich gilt auch in der Postmenopause (wenn denn eine HRT begonnen wird): Hormone sind ein Puzzleteil von einem Gesamtkunstwerk, das jede Frau so für sich zusammensetzen darf, dass es für sie passt und dass sie sich fit und gesund fühlt!

FRAGE: Früher hieß es immer, dass eine Hormonersatztherapie krebserregend sei. Jetzt hört man, dass es wichtig sei, die fehlenden Hormone zu ersetzen. Meine letzte Menstruation war vor zwölf Jahren. Kann ich, 64 Jahre, jetzt noch mit einer Therapie beginnen?

ANTWORT: Oft sitzen Frauen, deren Menopause schon viele Jahre zurückliegt, vor mir und sind richtiggehend wütend. Sie fühlen sich (zu Recht!) um Jahre ihres Lebens betrogen. Während ihrer Perimenopause hatten sie erhebliche Beschwerden. Einige von ihnen haben unter ausgeprägten Depressionen gelitten, andere haben gefühlt jahrelang nicht geschlafen. Nicht wenige von ihnen haben aufgrund ihres Leidensdrucks und ihrer körperlichen und psychischen Verfassung ihren Beruf aufgeben müssen. Wandten sie sich an ihren Arzt und baten um Hilfe, hieß es stets: »Da müssen Sie durch!« Eine Hormonersatztherapie (HRT) wurde selten angeboten, ja, oft sogar verweigert, weil die WHI-Studie große Ängste bezüglich gefährlicher Nebenwirkungen geschürt hatte (siehe dazu auch Seite 207).

Und genau diese Frauen bekommen nun mit, dass die HRT eine Art »Auferstehung« erlebt und sogar regelrecht gehyped wird, was das gesündere Älterwerden angeht. Das kann natürlich bitter sein. Nicht wenige meiner Ü60-Patientinnen suchen mich ganz konkret mit der Frage auf, ob es nicht besser sei, wenn sie wenigstens *jetzt* noch mit einer HRT anfangen würden. Einige von ihnen fühlen sich aufgrund der aktuellen Berichterstattung regelrecht unter Druck gesetzt, es tun zu *müssen*, weil es ihnen so erscheint, als ob *ohne* HRT eigentlich gar kein gesundes Altern möglich sei.

Dann ist ganz wichtig, dass ich mir mit ihnen zusammen den aktuellen Wissensstand anschaue und gemeinsam mit ihnen entscheide, wie sinnvoll der Beginn einer Therapie tatsächlich für sie ist. Dabei gilt es, bestimmte Dinge zu berücksichtigen.

Halten wir noch einmal fest: Eine HRT schützt nachweislich vor Herz-Kreislauf-Erkrankungen, Demenz und Osteoporose. Jetzt kommen wir aber zum Knackpunkt: Nach heutigem Wissenstand gilt dies, zumindest, was die Herz-Kreislauf-Erkrankungen und die Demenz angeht, allerdings nur, wenn der Hormonersatz innerhalb des »goldenen Fensters« begonnen wird. Noch einmal zur Erinnerung: Dieses Fenster öffnet sich (ganz bildlich gesprochen) mit der Menopause, also der letzten Menstruationsblutung, und bleibt für etwa zehn Jahre geöffnet. Liegen Risikofaktoren vor, wie zum Beispiel bestehende Erkrankungen des Herz-Kreislauf-Systems, dann schließt es sich früher.

Warum ist es wichtig, das hier noch einmal zu betonen? Weil eine danach begonnene HRT keinen präventiven Effekt mehr auf Herz, Gefäße und Co. hat. Anders sieht es bei der Knochendichte aus – diese wird durch eine HRT auch nach dem »goldenen Fenster« verbessert.

Es ist deshalb ganz wichtig für mich herauszufinden, *warum* meine Patientinnen jetzt mit einem Hormonersatz beginnen möchten. Aus reinen Präventionsgründen, abgesehen vom Erhalt der Knochendichte, ist es ab einem gewissen Alter tatsächlich nicht mehr sinnvoll. Da sollte eine gesunde Lebensführung im Vordergrund stehen (siehe Seite 259).

Suchen sie mich allerdings auf, weil sie nach wie vor Beschwerden haben, immer noch unter Hitzewallungen leiden oder eine Osteoporose haben, kann die Entscheidung für oder gegen eine Therapie unabhängig vom menopausalen Zeitpunkt erfolgen. Allerdings gibt es in diesem Fall einiges zu beachten.

Wir wissen, dass Östrogen schützend auf das Herz-Kreislauf-System und den Fettstoffwechsel wirkt. Fassen wir noch einmal zusammen: Östrogen hält die Gefäße elastisch, senkt das »böse« LDL-Cholesterin, steigert das »gute« HDL-Cholesterin und reduziert das Risiko für die Plaqueablagerung an den Gefäßwänden (siehe auch Seite 183).

Wenn nun aufgrund des jahrelangen Hormonmangels bereits eine Atherosklerose, also eine Gefäßverkalkung, entstanden ist und Östrogen substituiert wird, besteht die Sorge, dass es dafür sorgen könnte (quasi als »Wischmopp der Gefäße«), dass sich diese Plaques lösen und zum Bei-

Vergleich der Risiken und des Benefits einer HRT vor und nach Schließen des »goldenen Fensters«

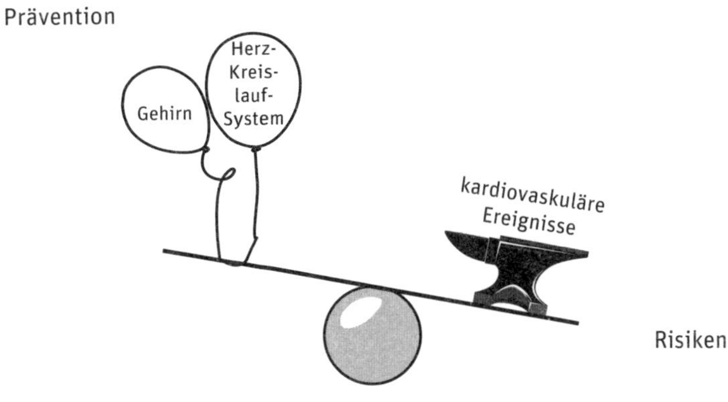

Effekt einer Hormonersatztherapie (HRT) innerhalb des goldenen Fensters

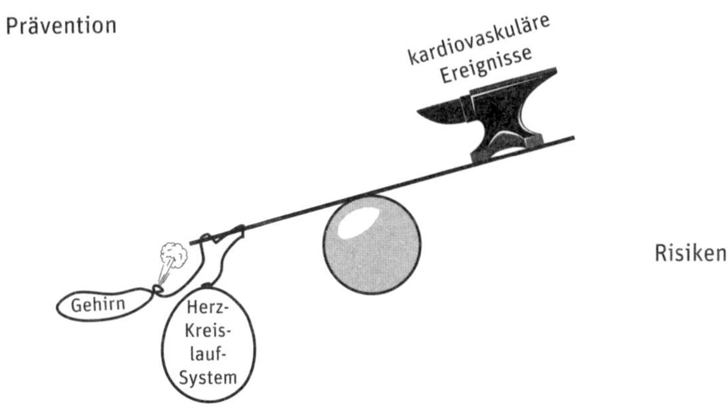

Effekt einer Hormonersatztherapie (HRT) nach Schließen des goldenen Fensters

spiel einen Schlaganfall verursachen könnten. Wie auf der Zeichnung unten zu sehen, verlagert sich jenseits des »goldenen Fensters« das Gewicht der Waage vom Vorteil der Prävention durch HRT auf den Nachteil der Risiken.

Bedeutet das also, dass jetzt keine Therapie mehr möglich ist? Nein, ganz so kategorisch würde ich das nicht sagen. Allerdings sollten vor Beginn einer HRT ausgeschlossen werden, dass Gefäßablagerungen bestehen. Deshalb empfehle ich allen meinen Patientinnen, zunächst eine internistische Untersuchung mit Ultraschalluntersuchung der Halsgefäße zu machen. Durch diesen sogenannten *Carotis-Doppler* kann nämlich ein Rückschluss auf den Gefäßstatus des Körpers gezogen werden. Sind die Gefäße frei und ist die Patientin ansonsten gesund, leidet nicht unter einem Bluthochdruck oder Übergewicht, dann beginne ich auch noch Jahre nach der Menopause mit einer Therapie. Vor Beginn sollte zudem eine genaue Brustdiagnostik erfolgen. Ist auch die Brust gesund, dann spricht aus medizinischer Sicht nichts gegen eine bestenfalls niedrig dosierte, aber für die Frau passende HRT. Ich wähle in der Regel die transdermale Estradiolgabe plus Progesteron (wenn die Gebärmutter noch vorhanden ist).

FRAGE: Ich bin 67 Jahre alt und habe dauernd vaginale Infektionen und auch Blasenentzündungen. Was kann ich tun?

ANTWORT: Viele Frauen merken eine vulvovaginale Veränderung, oder besser gesagt, eine vulvovaginale Atrophie erst in der Postmenopause. Ich habe bereits auf Seite 177 beschrieben, warum es schon in der Perimenopause zu einer vaginalen Trockenheit mit vermehrten Infektionen und einer Inkontinenzsymptomatik kommen kann. Natürlich ist auch hierfür die hormonelle Umstellung verantwortlich: Durch das fehlende Östrogen wird die vaginale Schleimhaut schlechter durchblutet, insgesamt dünner – es kommt zu einer vulvovaginalen Atrophie. Da auch die Milchsäurebakterien (das sind die, die den vaginalen pH-Wert sauer machen und als natürliches vaginales Schutzschild fungieren) Östrogen benötigen, um sich zu vermehren, kommt es zudem häufiger zu Infektionen im Intimbereich. Und damit nicht genug: Durch das fehlende Östrogen schließt auch die Harnröhre nicht mehr richtig. Schwupps, sind deshalb vaginale Keime blitzschnell in der Harnblase, und die Blasenentzündung ist da. Immer wiederkehrende Infektionen der Vagina und der Blase sind deshalb ein sehr häufiges Problem der Postmenopause. Wie bereits vorher beschrieben, gibt es ganz allgemeine Maßnahmen, die nun getroffen werden sollten.

Das hilft bei vulvovaginalen Beschwerden in der Postmenopause:

- **Passende Intimhygiene:** Keine parfümierten Duschgels verwenden, sondern auf milde, pH-neutrale (Intim-)Waschlotionen setzen.
- **Vaginale Befeuchtung:** Gels und Cremes mit Glycerin, Hyaluronsäure und Milchsäurebakterien sind hierfür ideal.
- **Vaginale Östrogenisierung:** Sie ist das wichtigste Tool zur Milderung der Beschwerden. Estriolcremes oder -zäpfchen sind die Mittel der Wahl. Estriol (E3) wirkt hauptsächlich lokal (also nicht im gesamten Körper); auch Frauen mit Gebärmutter müssen deshalb kein Progesteron zusätzlich substituieren.
- Bei Inkontinenzsymptomatik und/oder häufigen Blasenentzündungen empfehle ich auch das Schmieren der Estriolcreme direkt um die Harnröhre.
- **Vaginales DHEA:** Bei ausbleibender Besserung kann die Applikation von vaginalem DHEA erfolgen.
- **CO_2-Laser:** Auch eine vaginale Laserung kann dann sinnvoll sein.

FRAGE: Meine Haare werden immer dünner! Früher hatte ich immer volles, dichtes Haar. Kann ich (56 Jahre alt) das irgendwie aufhalten?
ANTWORT: Volles Haar – für viele Frauen (und auch Männer!) ein Symbol von Attraktivität. Wenn dann die Dichte nachlässt oder ein tatsächlich sichtbarer Haarverlust eintritt, ist der Schmerz verständlicherweise meist sehr groß. Da hilft es auch nicht, wenn ich erkläre, dass mehr als 50 Prozent aller Frauen in den Wechseljahren unter Haarausfall leiden.[1] In der Postmenopause wird das Haar dann häufig noch dünner. Wie gesagt, das ist natürlich nur ein schwacher Trost. Und auch gut gemeinte Ratschläge, wie »Haare mechanisch nicht zu sehr beanspruchen! Keine strengen Zöpfe und schlechten Bürsten!« und »Nicht zu heiß föhnen!«, die zwar absolut korrekt sind, aber in diesem Fall leider nicht ausreichend, helfen nicht wirklich weiter. Der Grund für den massiven Haarverlust ist nämlich ein hormoneller – und deswegen braucht es auch einen fundierten Therapieansatz, um zu verhindern, dass der Scheitel immer breiter wird oder die Geheimratsecken immer größer.

Aber von vorn: Was genau passiert da plötzlich auf dem Kopf? Schauen wir uns zum besseren Verständnis erst einmal die verschiedenen Phasen des Haarwachstums an.

Anagenphase

Das ist die »Wachstumsphase« der Haare, die zwischen zwei und sechs Jahre dauern kann. Etwa 85 Prozent aller Haare befinden sich in diesem Zustand. Die Anagenphase umfasst den Zeitraum der Haarbildung in der Kopfhaut und des Länger- und Dicker-Werdens des einzelnen Haares.

Katagenphase

Die »Übergangsphase« dauert zwei bis drei Wochen. Nun wächst das Haar nicht mehr weiter, der Haarfollikel verkümmert. Etwa ein bis drei Prozent der sich auf dem Kopf befindlichen Haare befinden sich in der Katagenphase.

Telogenphase

In dieser »Ruhephase« wird der Stoffwechsel des Haars komplett eingestellt. Sie dauert zwischen drei und vier Monate. Zwischen acht und 14 Prozent der Haare befinden sich in diesem Stadium, das letztendlich mit dem Ausfall endet.

Ganz einfach erklärt, stärken die weiblichen Sexualhormone, allen voran das Östrogen, die Wachstumsphase der Haare. Ergo: Fällt der Spiegel, verkürzt sie sich natürlich. Und was passiert in den Wechseljahren? Genau: Der Hormonspiegel sowohl von Östrogen als auch von Progesteron nimmt langsam immer weiter ab. Doch damit nicht genug! Der im Vergleich zu den Sexualhormonen nun relativ zu hohe Testosteronspiegel (genauer gesagt, eines Abbauprodukts des Testosterons, des Dihydrotestosterons, kurz DHT) sorgt zusätzlich für eine Verkürzung der Anagenphase.

Medizinisch ist es also überhaupt kein Wunder, dass die Haarpracht dünner wird (und durch den erhöhten Androgenspiegel auch der typische »Damenbart« oder die schwarzen, dicken Haare am Kinn wachsen!).

Körperlicher und seelischer Stress, wie er in den Wechseljahren recht häufig vorkommt, kann den Haarverlust genauso verstärken wie ein Mangel an wichtigen Mikronährstoffen, allen voran Eisen und Zink, und eine Veränderung der Schilddrüsenaktivität (deshalb: Bei Haarausfall auch unbedingt die Schilddrüsenhormone checken lassen!).

Viele Frauen merken in der Perimenopause zunächst, dass sich in der Bürste deutlich mehr Haare befinden. In der Postmenopause kann dieser Haarverlust dann auch optisch sichtbar(er) werden. Jetzt ist guter Rat teuer! Frauen, die in bzw. seit den Wechseljahren eine Hormonersatztherapie durchführen, haben schon einmal gute Chancen, dass durch den Ausgleich des Hormonmangels der Haarausfall gestoppt und das -wachstum wieder gesteigert wird. Aber auch in der Postmenopause und wenn keine HRT gemacht wird, gibt es Möglichkeiten, den Haarverlust zu minimieren.

Das hilft bei Haarverlust in der Postmenopause:

Sie können natürlich auch in der Perimenopause hilfreich sein oder eine HRT ergänzen.

- **Stressreduktion:** Ein erhöhter Cortisolspiegel vermindert nicht nur die Durchblutung der Kopfhaut und wirkt entzündungsfördernd, sondern sorgt unter anderem dafür, dass die Wachstumsphase der Haare verkürzt wird.
- **Regelmäßige sanfte Kopfmassagen,** die die Durchblutung und damit die Versorgung der Haarwurzeln fördern
- **So wenig mechanische Belastung der Haare wie möglich** (auf heißes Föhnen, straffe Haarfrisuren und häufiges Bürsten verzichten!)
- **Koffeinhaltige Shampoos:** Es ist wichtig, das Sham-

poo mindestens zwei Minuten lang einwirken zu lassen! Einige Untersuchungen zeigen, dass Koffein die Wachstumsphase der Haare verlängert und außerdem die Wirkung von DHT auf die Haarfollikel vermindert.[2]

- **Ausreichende Zufuhr von Mikronährstoffen bzw. Behandlung eines Mangels:** Besonders wichtig sind hier Eisen, Zink, Kupfer, Selen und die B-Vitamine.
- **Minoxidil-Haarwasser (2 bis 5 Prozent):** Minoxidil führt zur Erweiterung der Blutgefäße der Kopfhaut und wirkt somit durchblutungsfördernd. Außerdem verlängert es die Wachstumsphase der Haare und verkürzt die Ruhephase. Ganz wichtig: Das Haarwasser muss mindesten drei bis sechs Monate angewendet werden, bis ein sichtbarer Effekt eintritt! Es ist in Apotheken erhältlich (Handelsname: Regaine®).
- **Östrogenhaltiges Haarwasser:** Das darin enthaltene 17α-Estradiol (Alfatradiol) hemmt nachgewiesenermaßen die 5α-Reduktase, die für die Umwandlung von Testosteron in DHT verantwortlich ist. Es bindet allerdings nicht an die Östrogenrezeptoren der Kopfhaut, sodass seine Wirkung auf die Haarfollikel beschränkt bleibt.

Auch hier gilt: Das Haarwasser sollte unbedingt mehrere Monate angewendet werden, damit es seine Wirkung entfalten kann.
17α-Estradiolhaarwasser ist als Fertigpräparat in der Apotheke erhältlich (Handelsname: Ell-Cranell®). Einige Apotheken stellen auch Kombinationspräparate als Individualrezepturen her, die zum Beispiel Minoxidil, 17α-Estradiol und ggf. weitere antiandrogene Substanzen enthalten.

FRAGE: Ich bin jetzt fast 60 Jahre alt und mache eine bioidentische Hormonersatztherapie. Sie hat mir in den letzten Jahren sehr gut geholfen, weil ich erhebliche Beschwerden hatte. Jetzt würde ich gerne einmal schauen, wie ich mich ohne Hormone fühle. Kann ich die Therapie einfach absetzen?

ANTWORT: Das ist eine Frage, die ich sehr häufig gestellt bekomme. Ich freue mich zunächst einmal, dass die in den letzten Jahren durchgeführte Therapie offenbar so gut dabei geholfen hat, die Beschwerden zu lindern.

Wenn nun eine Frau in der Postmenopause schauen möchte, wie es ihr ohne die Hormonersatztherapie geht, spricht überhaupt nichts dagegen. Ich persönlich empfehle meinen Patientinnen bloß, die Präparate nicht abrupt abzusetzen, um einen zu schnell abfallenden Hormonspiegel zu vermeiden. Besser ist es, die Therapie langsam auszuschleichen, also über die nächsten Wochen die Dosierung schrittweise zu reduzieren. Einigen Frauen geht es sehr gut damit, und es treten keine erneuten Beschwerden auf. Ihnen lege ich besonders ans Herz, nun gut auf ihre Knochen, ihr Herz-Kreislauf-System und ihr Gehirn zu achten! Eine gesunde und ausgewogene Ernährung, eine ausreichende Versorgung mit wichtigen Mikronährstoffen und viel körperliche Bewegung, inklusive Muskelaufbau, sind jetzt fundamental.

Bei anderen Frauen wiederum treten nach Absetzen der HRT erneut Symptome auf, wie zum Beispiel Schlafstörungen und depressive Verstimmungen, und die Lebensqualität nimmt ab. In diesem Fall kann die HRT wieder begonnen werden.

FRAGE: Ich bin 64 Jahre alt und mache seit nunmehr 15 Jahren eine Hormonersatztherapie. Gestern war ich bei

meinem Frauenarzt. Er hat schon wieder gesagt, dass ich endlich mit den Hormonen aufhören solle. Ich habe schon mehrfach versucht, die Therapie auszuschleichen. Nach wenigen Wochen ging es mir aber wieder so schlecht: Ich war depressiv, habe schlecht geschlafen und mich insgesamt körperlich und seelisch sehr unwohl gefühlt. Muss ich die HRT wirklich absetzen, weil sie mir sonst schadet?

ANTWORT: Es hält sich hartnäckig der Satz: »Eine Hormonersatztherapie sollte so niedrig wie möglich und so kurz wie nötig durchgeführt werden.« Ich möchte dem hier widersprechen, denn für mein Empfinden ist eine solche Aussage viel zu pauschal und wird den ganz individuellen Unterschieden der Frauen nicht gerecht. Wir haben schon mehrfach angesprochen, wie unterschiedlich der jeweilige Hormonbedarf sein kann. Das Gleiche gilt für die Länge einer HRT.

Es gibt viele Frauen, denen der Hormonersatz in der Perimenopause und möglicherweise auch einige Jahre darüber hinaus enorm hilft. Sie fühlen sich nach dem Absetzen der Therapie (du weißt: Ich empfehle das langsame Ausschleichen) in ihrem Körper wohl und haben keine Beschwerden mehr. Auch auf die Gefahr hin, dass ich mich wiederhole, aber in diesem Fall ist es natürlich besonders wichtig, die nun fehlende präventive Wirkung der Hormone »zu kompensieren« und sich bewusst um Knochen, Herz und Gefäße sowie Gehirn zu kümmern.

Bei einigen Frauen ist das aber auch nicht so, das heißt, sie haben ohne HRT eine deutlich verminderte Lebensqualität, weil sie sich zum Beispiel erschöpft, kraftlos, ja gar depressiv fühlen und körperliche Beschwerden wie Knochen- und Gelenkschmerzen haben. Sie möchten die HRT nicht absetzen – und auch das ist völlig in Ordnung!

Es muss endlich damit aufgehört werden, Frauen ihre Beschwerden und ihren Leidensdruck abzusprechen!

Wenn Hormonmangelsymptome, wie hier in der Fragestellung ganz deutlich, vorliegen, gibt es medizinisch keinen vertretbaren Grund, einer Frau »ihre« HRT wegzunehmen.

Darüber kläre ich alle meine Patientinnen auf – genauso wie darüber, dass es bei einer Kombinationstherapie eine leichte Erhöhung des Brustkrebsrisikos gibt und es deshalb (aber natürlich auch ganz unabhängig davon) wichtig ist, zur regelmäßigen Vorsorge inklusive Mammografie zu gehen. Natürlich enthalte ich ihnen aber auch den Benefit, den sie durch die fortgeführte Therapie haben werden, nicht vor. Denn klar: Besonders das Östrogen leistet ganze Arbeit und wirkt schützend vor vielen Alterserkrankungen.

Um also ganz präzise auf die Frage zu antworten: Nein, die Therapie muss nicht abgesetzt werden! Es gibt kein Alter, keine Dauer, ab der eine HRT nicht mehr durchgeführt werden darf (auf regelmäßige Vorsorgeuntersuchungen sollte aber auf jeden Fall geachtet werden!).

Lebensstil – kleine Veränderungen, große Wirkung

»The best is yet to come!« – auch wenn sich das etwas abgedroschen anhören mag, sage ich es zu meinen Patientinnen, die sich in der Postmenopause befinden. Ich bin der festen Überzeugung: Wir brauchen eine neue, eine positive Sicht auf das Älterwerden (eine solche Sicht wirkt sogar lebensverlängernd, wie wir gleich erfahren werden)! Denn auch wenn Frauen, was die Medizin und damit auch das gesunde Altern anbelangt, nach wie vor benachteiligt sind, so stehen wir jetzt (da bin ich sicher!) an einem Wendepunkt. Die Gründe dafür sind die Kraft, die Neugier und die Beharrlichkeit der Frauen selbst. Sie geben sich nämlich schlicht nicht mehr damit zufrieden, ab einem gewissen Alter »ausgemustert« oder auf die Rolle der Oma »reduziert« zu werden. Das Bild der »kränkelnden, keifenden Alten« hat längst ausgedient! Postmenopausale Frauen haben Lebenslust, Wissensdurst und Spaß daran, in ihre Gesundheit zu investieren. Gerade, was den gesundheitlichen Aspekt angeht, benötigt es dringend mehr fundierte und wissenschaftlich basierte Aufklärung und Unterstützung. Fangen wir damit an!

FRAGE: Ich bin 66 Jahre alt und fühle mich sehr wohl in meiner Haut! Ich nehme außer Nahrungsergänzungsmitteln keine Medikamente. Ich möchte natürlich weiter gesund älter werden und nichts »übersehen«. Welche Untersuchungen sollte ich nun regelmäßig machen lassen?

ANTWORT: Ich freue mich jedes Mal so sehr, wenn mir postmenopausale Frauen erzählen, wie gut es ihnen geht!

Und auch wenn es bislang in diesem Buch natürlich zu einem erheblichen Teil um Beschwerden ging, die Hormone bzw. ihr Wegfall uns bereiten können, so ist mir noch einmal ganz wichtig zu betonen, dass die Hormone zwar einen großen Einfluss auf uns haben, dass wir aber niemals ihre *Opfer* sein müssen! Ich erlebe eine Menge Frauen Ü50, die ihre Gesundheit ganz bewusst in die eigenen Hände genommen haben und mit oder ohne HRT in der Form ihres Lebens sind (nein, ich übertreibe nicht!).

Diese Frage gibt mir die Möglichkeit, Präventionsstrategien aufzuzeigen, damit es ganz genauso bleibt.

Im Kapitel über die Perimenopause habe ich bereits die Vorsorgeuntersuchungen aufgezählt, die die gesetzlichen Krankenkassen, je nach Alter der Frau, übernehmen. Hier wiederhole ich sie noch einmal. Diese wahrzunehmen, ist schon eine ganz gute Basis. Allerdings können Frauen jetzt noch etwas mehr tun als das, was allgemein angeboten wird. Meine Empfehlungen für Untersuchungen, die nicht von den gesetzlichen Krankenkassen getragen werden, die ich in der Postmenopause aber für sehr sinnvoll halte, notiere ich ebenfalls.

Regelmäßige Untersuchungen für Frauen in der Postmenopause:

- **Zahnärztliche Vorsorgeuntersuchung:** zweimal jährlich, zusätzlich regelmäßige professionelle Zahnreinigung (Leistung der meisten gesetzlichen Krankenkassen)
- **Gynäkologische Vorsorgeuntersuchung:** jährliche gynäkologische Untersuchung, alle drei Jahre Kom-

bination aus Pap- und HPV-Test (Leistung der gesetzlichen Krankenkassen),

▶ **Meine Empfehlung:** ein- bis zweimal im Jahr **vaginaler Ultraschall** (IGeL-Leistung)

- **Brustuntersuchung:** jährliches Abasten der Brust (wichtig: regelmäßige Selbstuntersuchung zu Hause!), alle zwei Jahre Mammografie (Leistung der gesetzlichen Krankenkassen)

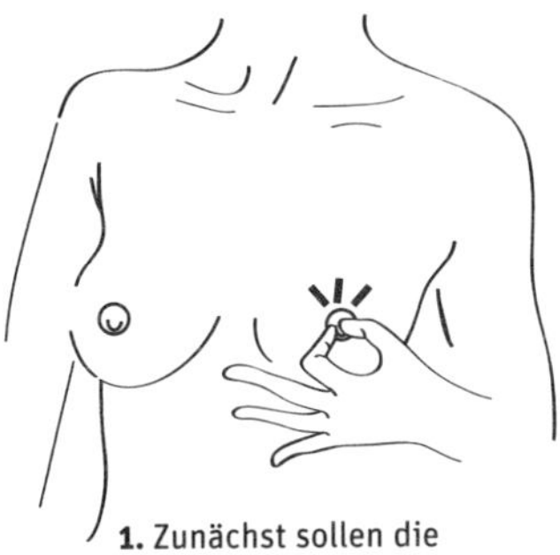

1. Zunächst sollen die Brustwarzen einmal genauer betrachtet werden. Einziehungen, Wunden, aber auch Sekret- oder Blutabsonderungen sind ungewöhnlich und sollten ärztlich kontrolliert werden.

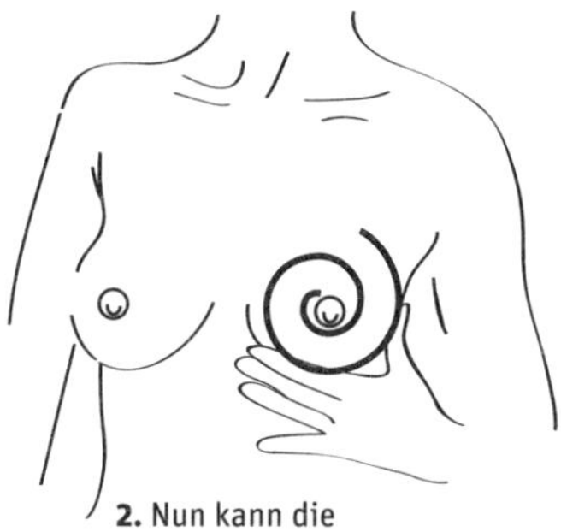

2. Nun kann die Brust Zentimeter für Zentimeter mit den Fingerspitzen der flachen Hand von außen nach innen zirkulär abgetastet werden.

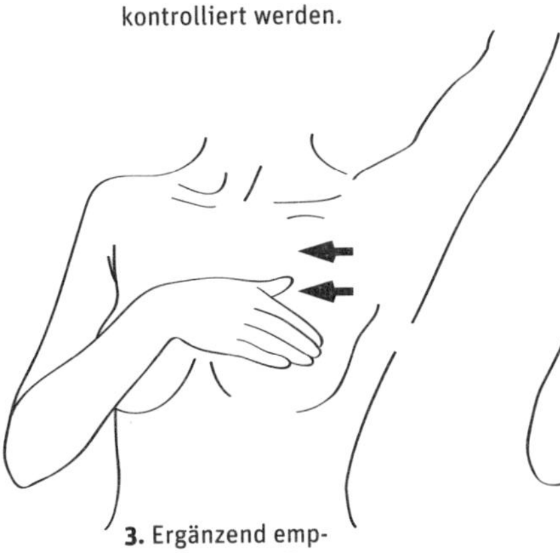

3. Ergänzend empfiehlt es sich, die Brust gedanklich in vier Abschnitte bzw. Quadrate einzuteilen und jedes einzelne von außen nach innen abzutasten.

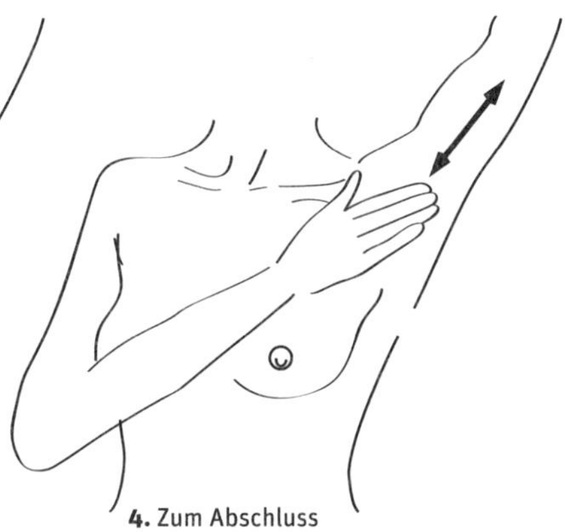

4. Zum Abschluss sollten auch beidseitig die Achsellymphknoten kontrolliert werden.

So tastest du deine Brust richtig auf Knoten oder andere Veränderungen ab

Ich empfehle meinen Patientinnen außerdem, sich regelmäßig mit freiem Oberkörper vor einen Spiegel zu stellen und sich die Brust einmal genauer anzuschauen: Gibt es Hauteinziehungen oder -verfärbungen? Wie sehen die Brustwarzen aus? Bei Auffälligkeiten sollte immer einmal die Gynäkologin oder der Gynäkologe konsultiert werden.

▶ **Meine Empfehlung:** einmal im Jahr **Mammasonografie** (IGeL-Leistung)

- **Hautkrebsvorsorge:** alle zwei Jahre Hautkrebsscreening (Leistung der gesetzlichen Krankenkassen)
- **Darmkrebsvorsorge:** ab 50 Jahren alle zwei Jahre Stuhltest auf Blut (wenn keine Darmspiegelung durchgeführt wird), ansonsten ab 50 Jahren zwei Darmspiegelungen im Mindestabstand von zehn Jahren (Leistung der gesetzlichen Krankenkassen)
- **Allgemeine Gesundheitsvorsorge ab 35 Jahren:** Alle drei Jahre Erhebung der Krankengeschichte, Kontrolle des Impfstatus, Ganzkörperuntersuchung (Blutdruck- und Pulsmessung, Gewichtskontrolle, Abhören von Herz und Lunge, Abtasten des Bauches), Blutuntersuchung mit Bestimmung des Gesamtcholesterins und Nüchternblutzuckers, Urinuntersuchung (Leistung der gesetzlichen Krankenkassen)

▶ **Meine Empfehlung: jährliche Kontrolle folgender Blutwerte.**

- großes Blutbild (Differentialblutbild) mit CRP
- Blutfettwerte: Gesamtcholesterin, LDL, HDL, Triglyzeride
- Blutzuckerwerte: Nüchternblutzucker, Langzeitzuckerwert (HbA1c)
- Nierenwerte: Kreatinin
- Leberwerte: GOT, GPT, g-GT
- Schilddrüsenhormone: TSH, fT3, fT4

Die oben genannten Blutwerte werden in der Regel nicht regulär einmal im Jahr von den gesetzlichen Krankenkassen übernommen.

Ich empfehle in der Postmenopause keine regelmäßige Kontrolle der Sexualhormone (FSH, Estradiol, Progesteron etc.), da ohne Aktivität der Eierstöcke grundsätzlich niedrige Hormonwerte zu erwarten sind. Auch unter einer laufenden HRT, wenn diese gut eingestellt ist (dafür können natürlich initial Blutkontrollen nötig sein!), müssen die Hormone nicht regelmäßig kontrolliert werden.

▶ **Meine Empfehlung: Urinuntersuchung.** Dadurch können nicht nur Harnwegsinfekte diagnostiziert, sondern auch Hinweise auf Nieren- und Zuckererkrankungen gefunden werden.

▶ **Meine Empfehlung: einmalige Bestimmung von Lipoprotein (a).** Jede Frau sollte ihren Lp(a)-Wert kennen und ihn deshalb einmal im Blut bestimmen lassen. Bestenfalls übrigens bereits in der Prämenopause, um das persönliche Risikoprofil für Herz-Kreislauf-Erkrankungen zu bestimmen, spätestens aber genau jetzt, in der Postmenopause!

Das Lipoprotein (a) ist ein Eiweiß, das dem LDL-Cholesterin ähnelt. Der Lp(a)-Spiegel ist leider kaum beeinflussbar, da er genetisch vorbestimmt ist. Wir wissen aber mittlerweile, dass es sehr sinnvoll ist, ihn dennoch zu kennen, da er, wenn er erhöht ist, ein Risikomarker für Herzerkrankungen ist. Er kann (bislang) leider nicht medikamentös gesenkt werden. Ist er erhöht, ist das aber ein ganz klares Zeichen dafür, andere Risikofaktoren zu senken und auch sehr regelmäßig das Herz kontrollieren zu lassen. (ggf. IGeL-Leistung)

► **Meine Empfehlung: Bestimmung von Apolipoprotein (B).** Das Apo(B) ist ein wichtiges Eiweiß, das eine zentrale Rolle im Fettstoffwechsel spielt. Es transportiert vor allem das LDL-Cholesterin im Blut (das »schlechte« Cholesterin). Ein erhöhtes Apo(B) ist wiederum ein Zeichen für ein erhöhtes LDL, was ja das Risiko für Herz-Kreislauf-Erkrankungen signifikant erhöht.

Die Messung des Apo(B) stellt sogar einen noch genaueren Risikomarker dar als die des LDL, denn es gibt nicht nur die Menge des Cholesterins an, die im Blut vorhanden ist, sondern auch, wie viele Cholesterinpartikel »unterwegs« sind (je mehr Partikel, umso höher das Risiko!).

Bei gesunden Frauen kann eine Apo(B)-Messung alle fünf Jahre sinnvoll sein, liegen Risikofaktoren wie zum Beispiel erhöhte LDL-Werte und/oder eine familiäre Hypercholesterinämie vor, kann eine jährliche Kontrolle sinnvoll sein.

► **Meine Empfehlung: jährliche kardiologische Vorsorge.** EKG, ggf. mit Belastungs-EKG und Echokardiografie, Blutdruckmessung (bitte auch regelmäßig mit einem mobilen Blutdruckmessgerät zu Hause machen!) (ggf. IGeL-Leistung)

▶ **Meine Empfehlung: Knochendichtemessung.** Die Osteoporose ist eine weibliche Erkrankung. Das heißt nicht, dass Männer nicht darunter leiden können, dennoch betrifft die Erkrankung überwiegend Frauen.

Die Messung der Knochendichte ist leider nicht grundsätzlich eine Leistung der gesetzlichen Krankenkassen. Sie wird zunächst einmal übernommen, wenn es bekannte Risikofaktoren für eine verminderte Knochendichte gibt, wie zum Beispiel nicht-traumabedingte Knochenbrüche oder eine vorausgegangene Kortisontherapie.

Ich empfehle Frauen in der Postmenopause auf jeden Fall, eine Knochendichtemessung als Selbstzahlerin durchführen zu lassen, auch wenn es keine offensichtlichen Risikofaktoren gibt. Von diesem Befund ausgehend können dann die Kontrollintervalle bestimmt werden. (ggf. IGeL-Leistung)

FRAGE: Ich bin nun 59 Jahre alt und erschrecke mich manchmal selbst darüber, wenn ich diese Zahl höre. Ich fühle mich irgendwie immer noch wie eine junge Frau. Klar, es zwickt und zwackt mal, aber insgesamt geht es mir gut. Dennoch macht mir das steigende Alter große Angst! Was ist der Schlüssel dafür, gesund und zufrieden älter zu werden?

ANTWORT: Ich finde diese Frage ganz wunderbar! Immer häufiger geht es ja um Begriffe wie »Longevity« (Langlebigkeit) oder »Anti-Aging«, die irgendwie implizieren, dass wir alles Mögliche in Bewegung setzen können, um länger zu leben, ohne dabei aber wirklich älter zu werden. Das ist ein sehr großer Wunsch – den ich natürlich auch mit diesem Buch nicht erfüllen kann!

Ich mag diese Frage so gern, weil sie das Älterwerden als einen ganz natürlichen Prozess anerkennt, allerdings mit dem Wunsch verbunden, diesen gesund und zufrieden zu erleben. Die Angst, dass das nicht gelingen mag, ist absolut verständlich und treibt uns vermutlich alle um. Gut also, dass wir darüber sprechen!

Ein Grund, warum ich dieses Buch unbedingt schreiben wollte, war mitunter das Wissen, dass Frauen zwar im Verhältnis zu Männern länger leben (ihre Lebenserwartung liegt bei etwa 83 Jahren[1]), das allerdings bei schlechterer Gesundheit als Männer.[2] Die Ursachen dafür sind vielfältig. Ein wichtiger Faktor ist aber sicherlich, dass Frauen medizinisch nach wie vor nicht ausreichend gesehen, aufgeklärt und behandelt werden (ich habe das schon in der Einleitung erwähnt). Ich hoffe, mir ist mit diesem Buch gelungen, Frauen darin zu bestärken, für sich und ihre Gesundheit einzustehen – und dabei auch immer ihre Hormone miteinzubeziehen! Denn weibliche Gesundheit steht *immer* im Zusammenhang mit den Hormonen. Hormone schützen den weiblichen Körper und die weibliche Seele, hormonelle Veränderungen beeinflussen das Wohlbefinden. In der Postmenopause, also dann, wenn der Spiegel der Sexualhormone grundsätzlich niedrig ist, müssen wir Frauen diesen Schutzmechanismus aktiv ersetzen. Die verschiedenen möglichen Bausteine haben wir uns durch das Buch bereits mehrfach angeschaut. Ich möchte sie hier noch einmal zusammenfassen.

Bausteine, die unseren Schutzmechanismus aktivieren:

- eine gesunde, ausgewogene Ernährung (siehe Seite 68)
- regelmäßige körperliche Aktivität, inklusive Erhalt und/oder Aufbau der Muskelmasse (siehe Seite 73)
- ausreichende Mikronährstoffzufuhr (siehe Seite 52)
- Förderung des psychischen Wohlbefindens inklusive guten Schlafs (siehe Seite 29)

Wenn diese vier Bausteine ausreichend Beachtung finden, ist schon ein festes Fundament gelegt worden für das gesunde Älterwerden. Je nach individuellen Bedürfnissen kann der Ersatz der fehlenden Hormone, rechtzeitig begonnen, dieses Fundament noch einmal stärken.

Zwei weitere Erkenntnisse möchte ich hier noch einfließen lassen. Die **erste Erkenntnis** betrifft die sogenannten ***Blue Zones.*** In diesen insgesamt fünf »Blauen Zonen« (Sardinien/Italien, Okinawa/Japan, Loma Linda/Kalifornien, Nicoya-Halbinsel/Costa Rica und Ikaria/Griechenland) sollen Menschen statistisch gesehen am längsten leben. Und nicht nur das: Sie sollen dabei auch noch erstaunlich gesund sein. Diese Erkenntnis mit der Überschrift »The Secrets of Long Life« teilte Dan Buettner 2005 in der Zeitschrift *National Geographic.* Auch wenn es aus wissenschaftlicher Sicht einige Kritik an der Erhebung der Daten und den daraus gezogenen Schlussfolgerungen gibt, so spiegeln die Ergebnisse dennoch das wider, was mittlerweile auch andere Studien bezüglich Langlebigkeit herausgefunden haben: Die Menschen in den *Blue Zones* ernähren sich nicht nur hauptsächlich frisch und pflanzenbasiert, sie bewegen sich außerdem regelmäßig *und* sie pflegen enge soziale Kontakte.

Ein stabiles und bereicherndes Sozialleben scheint also auch ein ganz wichtiger Faktor für ein langes und gesundes Leben zu sein!

Die Langlebigkeitsindikatoren aus Loma Linda, Sardinien und Okinawa

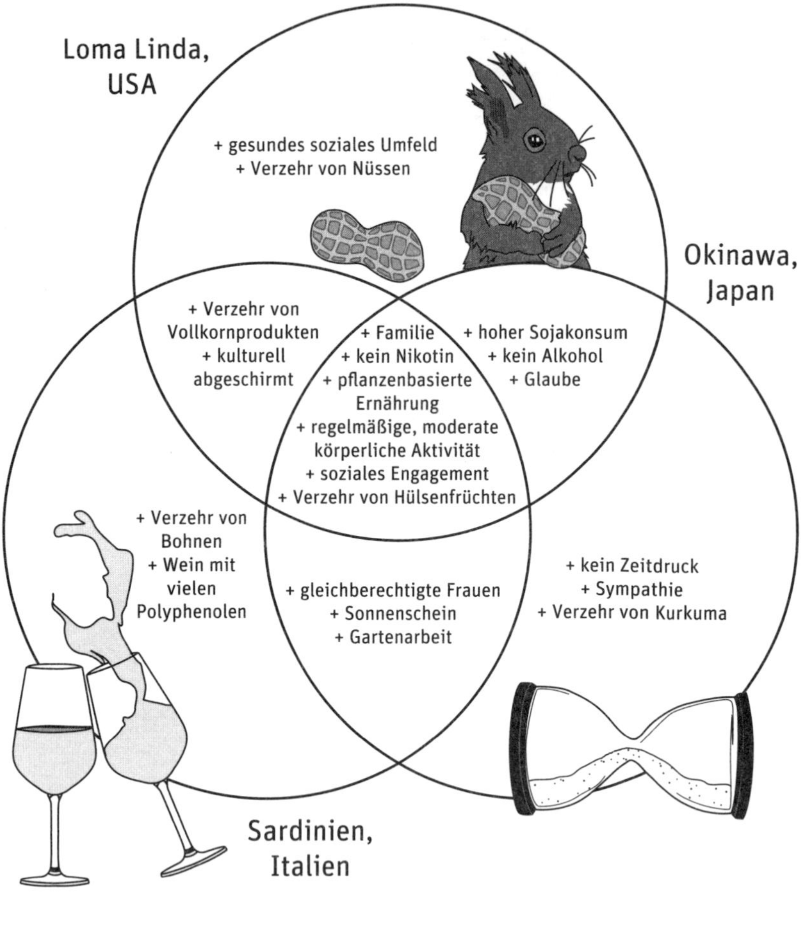

Eine **zweite, sehr wichtige Erkenntnis** können wir aus einer deutschen Untersuchung gewinnen: Menschen, die eine **positive Sicht auf das Älterwerden** haben, es mit einer persönlichen Weiterentwicklung verbinden, werden älter.[3] In der durchgeführten Beobachtungsstudie mit 2400 Menschen sogar ganze 13 Jahre – unglaublich! Immer weiter persönliche Ziele und Pläne zu haben, den Mut, neue Dinge auszuprobieren – auch das lässt uns also vermutlich nicht nur älter, sondern dabei auch noch zufrieden werden. Oder wie es die Studienleiterin Prof. Dr. Susanne Wurm auf den Punkt bringt: »Als Erzfeind des gesunden Alterns entpuppt sich die Einstellung, sich selbst zu beschränken, weil es für diesen Plan oder jene Aktivität vermeintlich schon zu spät sei.«[4]

Zusammengefasst lassen uns also ein gesunder Lebensstil, ein intaktes Sozialleben und die Freude und Neugierde am Älterwerden offenbar gesund und lange leben. Wunderbar, denn das sind alles Dinge, mit denen wir bereits heute, egal, ob mit 35, mit 45 oder mit 59 Jahren, beginnen können! Also lasst uns loslegen!

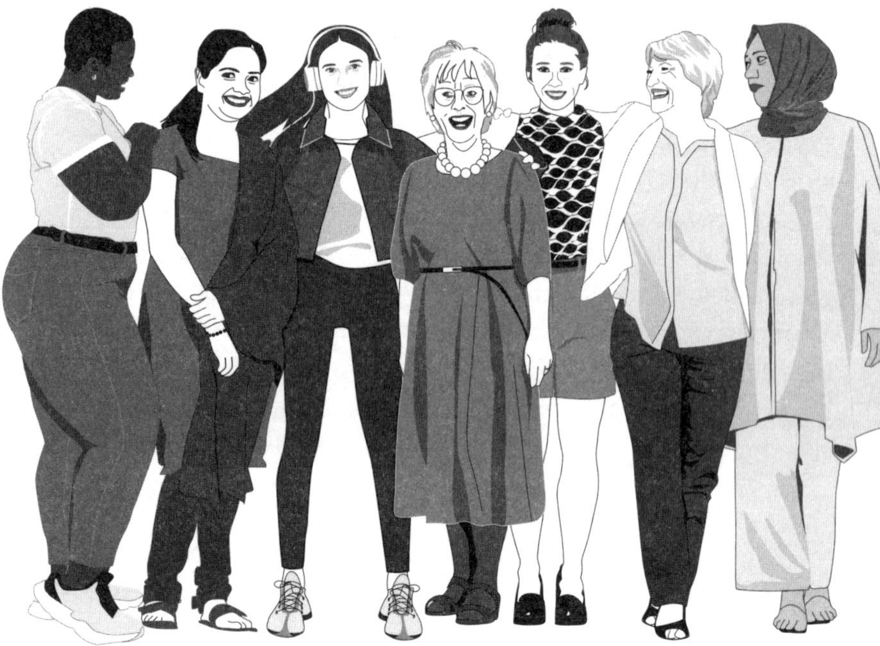

Schlusswort

Weißt du, es ist gar nicht so leicht, ein Buch zu beenden. Monatelang habe ich Literatur gesucht, Kollegen und Kolleginnen gefragt, mit den verschiedensten Frauen gesprochen, Dinge nachgeschlagen (auf meinem Schreibtisch stapeln sich die Bücher), an manchen Tagen wie wild, an anderen Tagen eher ruhiger in den Laptop getippt, Sätze hin und her geschoben und mir immer wieder kleine Post-its geschrieben, welche Punkte ich uuuuunbedingt an anderer Stelle noch einmal erwähnen muss. Und deshalb spüre ich nun beim Schreiben des Schlussworts eine gehörige Portion Abschiedsschmerz. Das Buch ist fertig, und das, was die letzten Wochen und Monate meinen Alltag geprägt hat, ist vollbracht.

Ich wünsche mir sehr, dass es mir gelungen ist, dich in die spannende, manchmal sehr aufregende und fordernde Welt der Hormone mitzunehmen – und dich auch ein bisschen dafür zu begeistern. Ich erlebe viele Frauen, die einen großen Respekt vor diesen mit bloßem Auge nicht sichtbaren Botenstoffen haben. Das ist absolut verständlich! Statt aber in friedlicher Koexistenz mit ihnen zu leben und einfach zu hoffen, dass sie so lange wie möglich keinen Ärger machen, können wir ihre Power ganz gezielt für uns nutzen. Wenn wir verstehen, wie sie ticken, können wir problemlos ein Ungleichgewicht ausgleichen und in späteren Jahren auch ihr Fehlen in einer für uns passenden Art und Weise kompensieren. Faszinierend und eigentlich gar nicht so schwer!

Ich freue mich nun auf alles, was kommt, hoffe, dass dieses Buch in vielen, vielen weiblichen (und natürlich auch männlichen!) Bücherschränken stehen wird und den Wissensschatz sowohl von medizinischen Laien als auch von ausgewiesenen Medizinexperten und -expertinnen noch einmal erweitern kann. Ich freue mich auf einen Austausch mit euch und auf unseren weiteren gemeinsamen Weg, die Frauengesundheit in den Fokus zu rücken! Danke für deine Unterstützung in den letzten Jahren!

Deine Judith

Dank

Ich möchte mich von ganzem Herzen bei meinen Patientinnen bedanken, die mich jeden Tag dabei unterstützen, eine bessere Ärztin zu sein und zu werden.

Das Gleiche gilt für all meine Follower und Followerinnen in den sozialen Netzwerken, die mich mit ihrem Wissensdurst und ihrer Neugierde immer wieder dazu ermutigen, medizinisches Wissen einfach und verständlich aufzuarbeiten.

Tausend Dank an all meine Kollegen und Kolleginnen, egal, aus welcher Fachdisziplin, denen die Frauengesundheit genauso am Herzen liegt wie mir und die genauso großen Spaß daran haben, immer wieder über den eigenen Tellerrand hinauszuschauen.

Danke an all die wichtigen Frauen in meinem Leben – meine Mutter, meine Großmutter, meine Schwiegermutter, meine Schwestern, aber am allermeisten an meine großartigen Töchter.

Danke an meinen Ehemann Roland für all seine Geduld und Unterstützung.

Danke von Herzen an Franziska Günther, meine Buchagentin, die mir gezeigt hat, welchen Wert meine Arbeit hat, und die ich über alle Maßen schätze.

Danke an meinen Verlag Droemer Knaur, allen voran Jennifer Grünwald und Angela Gsell, die sofort Feuer und Flamme für meine Buchidee waren und mich nicht nur professionell, sondern zudem wahnsinnig wertschätzend begleiten.

Danke an meine Lektorin Nina Schnackenbeck, die nicht müde geworden ist, Zeile für Zeile mit mir durchzugehen, immer wieder nachzufragen und mich zu unterstützen.

Und zuletzt: Danke an meine wunderbaren Freundinnen Dorothee Dahinden, Susanne Vukan und Anke Sinnigen – für euer offenes Ohr, eure Liebe und überhaupt euer Sein.

Anmerkungen

Einleitung

1 Vgl. Statista Research Department 2024: »Bevölkerung in Deutschland nach Geschlecht und Generationen 2023«, URL: https://de.statista.com/statistik/daten/studie/1131350/umfrage/bevoelkerung-nach-geschlecht-und-generation/ (Abruf: 19.2.2025).

2 Vgl. Guzikevits, M. et al.: »Sex bias in pain management decisions«, PNAS 2024 Aug 13;121(33):e2401331121. URL: doi: 10.1073/pnas.2401331121 (Abruf: 22.3.2025).

3 Vgl. Stiftung Deutsche Depressionshilfe und Suizidprävention 2025: »In der Schwangerschaft und nach der Geburt«, URL: https://www.deutsche-depressionshilfe.de/depression-infos-und-hilfe/depression-in-verschiedenen-facetten/in-der-schwangerschaft-und-nach-der-geburt (Abruf: 19.2.2025).

4 Vgl. Endometriose-Vereinigung Deutschland e. V. 2023: »Was ist Endometriose?«, URL: https://www.endometriose-vereinigung.de/was-ist-endometriose/ (Abruf: 19.2.2025).

5 Vgl. gesundheitsinformation.de 2022: »Prämenstruelles Syndrom«, URL: https://www.gesundheitsinformation.de/praemenstruelles-syndrom-pms.html (Abruf: 19.2.2025).

6 Vgl. Deutscher Ärztinnenbund 2022: »Medical Women on top«, Update 2022: »Dokumentation des Anteils von Frauen in Führungspositionen in klinischen Fächern der deutschen Universitätsmedizin«, S. 2, URL: https://www.aerztinnenbund.de/downloads/8/MWoT2022_Web.pdf (Abruf: 19.2.2025).

7 Vgl. Stute, P. et al.: »Care reality of menopausal women in Germany: healthcare research using quantitative (SHI claims data) and qualitative (survey) data collection«, in: *Archives of Gynecology and Obstetrics* 2022 Aug;306(2):513–521. URL: doi: 10.1007/s00404-022-06457-9 (Abruf: 27.3.2025).

8 Vgl. Prof. Dr. Rumler, A. et al. 2024: »Forschungsprojekt Meno-

Support: Ergebnisse der ersten deutschlandweiten Befragung zum Thema Wechseljahre am Arbeitsplatz«, S. 28, URL: https://www.ifaf-berlin.de/media/MenoSupport_Befragungsergebnisse_180424.pdf (Abruf: 3.4.2025).

9 Vgl. Hill, K.: »The demography of menopause«, in: *Maturitas* 1996 Mar;23(2):113–27. URL: doi: 10.1016/0378-5122(95)00968-x (Abruf: 24.2.2025).

Wie Hormone dein Leben und dein Wohlbefinden steuern

1 Vgl. Raffaelli, B. et al.: »Sex Hormones and Calcitonin Gene-Related Peptide in Women With Migraine: A Cross-sectional Matched Cohort Study«, in: *Neurology* 2023 Apr 25;100(17):e1825-e1835. URL: doi: 10.1212/WNL.0000000000207114 (Abruf: 27.3.2025).

Ernährung – die Basis für Gesundheit und Wohlbefinden

1 Vgl. Grosso, G. et al.: »Mediterranean diet and cardiovascular risk factors: a systematic review«, in: *Critical Reviews in Food Science and Nutrition* 2014;54(5):593–610. URL: doi: 10.1080/10408398.2011.596955 (Abruf: 27.3.2025).

2 Vgl. Ghosh, T. S. et al.: »Mediterranean diet intervention alters the gut microbiome in older people reducing frailty and improving health status: the NU- AGE 1-year dietary intervention across five European countries«, in: *Gut* 2020Jul;69(7):1218–1228. URL: doi: 10.1136/gutjnl-2019–319654 (Abruf: 27.3.2025).

Symptome von »in between«

1 Vgl. Opatowski, M. et al.: »Mortality Risk Among Women With Premenstrual Disorders in Sweden«, in: JAMA *Network Open:* 2024 May 1;7(5):e2413394. URL: https://pubmed.ncbi.nlm.nih.gov/32066625/doi: 10.1001/jamanetworkopen.2024.13394 (Abruf: 2.3.2025).

2 Vgl. *Journal für Gynäkologische Endokrinologie* März 2022: »Prämenstruelles Syndrom (PMS) und prämenstruelle dysphorische Störung (PMDS)«, Seite 13–18.

Verhütung und Kinderwunsch – Entscheidungen für die Zukunft

1 Vgl. Kermack, A.J. et al.: »A randomised controlled trial of a preconceptional dietary intervention in women undergoing IVF treatment (PREPARE trial)«, in: BMC *Womens Health* 2014Nov 18:14:130. URL: doi: 10.1186/1472–6874–14–130 (Abruf: 27.3.2025).

Symptome in der Perimenopause

1 Vgl. Chen, H.-C. et al.: »Hormone replacement therapy decreases the risk of tinnitus in menopausal women: a nationwide stud«, in: *Oncotarget* 2018 Feb 8;9(28):19807–19816. URL: doi: 10.18632/oncotarget.24452 (Abruf: 27.3.2025).

2 Vgl. Bulgan Kilicdag, E. et al.: »Effects of estrogen therapy on hearing in postmenopausal women«, in: *American Journal of Obstetrics & Gynecology* 2004 Jan;190(1):77–82. URL: doi: 10.1016/j.ajog.2003.06.001 (Abruf: 27.3.2025).

3 Vgl. Berufsverband der Augenärzte Deutschlands e.V. 2022: »Wechseljahre betreffen auch die Augen«, URL: https://www.augeninfo.de/offen/pressetext.php?pm=wechseljahre-betreffen-auch-die-augen (Abruf: 5.3.2025).

4 Vgl. Gorimanipalli, B. et al.: »Hormones and dry eye disease«, in: *Indian Journal of Ophthalmology* 2023 Apr;71(4):1276–1284. URL: doi: 10.4103/IJO.IJO_2887_22 (Abruf: 27.3.2025).

5 Vgl. Wang, L. et al.: »Role of hormone replacement therapy in relieving oral dryness symptoms in postmenopausal women: a case control study«, in: BMC *Oral Health*, 2021 Dec 3;21:615. doi: 10.1186/s12903-021-01966-6 (Abruf: 27.3.2025).

6 Vgl. Prof. Dr. Rumler, A. et al. 2024: »MenoSupport: Ergebnisbericht zur deutschlandweiten Onlinebefragung zum Thema Wechseljahre am Arbeitsplatz«, URL: https://blog.hwr-berlin.de/menosupport/wp-content/uploads_menosupport/2024/09/MenoSupport_Ergebnisueberblick-Befragung-Wechseljahre-am-Arbeitsplatz.pdf (Abruf: 27.3.2025).

7 Vgl. Stute, P.: »Brain Fog in den Wechseljahren«, in: First-to-discuss-Newsletter der Schweizerischen Gesellschaft für Gynäkologi-

sche Endokrinologie und Menopause (SGEM) 2023, URL: https://www.rosenfluh.ch/media/gynaekologie/2023/01/Brain-Fog-in-den-Wechseljahren.pdf (Abruf: 6.3.2025).
8 Vgl. Mosconi, L. et al.: »Menopause impacts human brain structure, connectivity, energy metabolism, and amyloid-beta deposition«, in: *Scientific Reports* 2021 Jun 9;11(1):10867. URL: doi: 10.1038/s41598-021-90084-y (Abruf: 27.3.2025).
9 Vgl. Mosconi, L. et al.: »Systematic review and meta-analysis of the effects of menopause hormone therapy on risk of Alzheimer's disease and dementia«, in: *Frontiers in Aging Neuroscience* 2023 Oct 23:15:1260427. URL: doi: 10.3389/fnagi.2023.1260427 (Abruf: 27.3.2025).
10 Vgl. Glynne, S. et al.: »Effect of transdermal testosterone therapy on mood and cognitive symptoms in peri- and postmenopausal women: a pilot study«, in: *Archives of Women's Mental Health* 2024 Sep 16. URL: doi: 10.1007/s00737-024-01513-6 (Abruf: 27.3.2025).
11 Vgl. ebd.
12 Vgl. Beral, V., Million Women Study Collaborators: »Breast cancer and hormone-replacement therapy in the Million Women Study«, in: *The Lancet* 2003 Aug 9;362(9382):419–27. doi: 10.1016/s0140-6736(03)14065-2 (Abruf: 27.3.2025).
13 Vgl. Zhang, H. et al.: »Association between testosterone levels and bone mineral density in females aged 40–60 years from NHANES 2011–2016«, in: *Scientific Reports* 2022 Sep 30;12(1):16426. doi: 10.1038/s41598-022-21008-7 (Abruf: 27.3.2025).
14 Vgl. Hodis, H.N. et al.: »Vascular Effects of Early versus Late Postmenopausal Treatment with Estradiol«, in: *The New England Journal of Medicine* 2016 Mar 31;374(13):1221–31. URL: doi: 10.1056/NEJMoa1505241 (Abruf: 27.3.2025).
15 Vgl. Salpeter, S.R. et al.: »Meta-analysis: effect of hormone-replacement therapy on components of the metabolic syndrome in postmenopausal women«, in: *Diabetes, Obesity and Metabolism* 2006Sep;8(5):538–54. URL: https://pubmed.ncbi.nlm.nih.gov/16918589/ (Abruf: 27.3.2025).
16 Vgl. Mauvais-Jarvis, F. et al.: »Menopausal Hormone Therapy and

Type 2 Diabetes Prevention: Evidence, Mechanisms, and Clinical Implications«, in: *Endocrine Reviews* 017 Jun 1;38(3):173–188. URL: doi: 10.1210/er.2016-1146 (Abruf: 27.3.2025).

17 Vgl. Nerattini, M. et al.: »Systematic review and meta-analysis of the effects of menopause hormone therapy on risk of Alzheimer's disease and dementia«, in: *Frontiers in Aging Neuroscience* 2023 Oct 23;15:1260427. doi: 10.3389/fnagi.2023.1260427 (Abruf: 27.3.2025).

Hormonersatztherapie (HRT) – die richtige Kombination und Dosierung finden

1 Vgl. Kashiwagi, M., Frey, D. 2024: »Fokus Knochen in der menopausalen Transition«, URL: https://www.rosenfluh.ch/gynaekologie-2024-04-05/fokus-knochen-in-der-menopausalen-transition (Abruf: 27.3.2025).

2 Vgl. Fournier, A.: »Unequal risks for breast cancer associated with different hormone replacement therapies: results from the E3N cohort study«, in: *Breast Cancer Research and Treatment* 2008Jan;107(1):103–11. URL: doi: 10.1007/s10549–007–9523-x (Abruf: 27.3.2025).

3 Vgl. Scheffers, C. S. et al.: »Dehydroepiandrosterone for women in the peri- or postmenopausal phase«, in: *Cochrane Database of Systematic Reviews* 2015 Jan 22;1(1):CD011066. URL: doi: 10.1002/14651858.CD011066.pub2 (Abruf: 28.3.2025).

Symptome in der Postmenopause

1 Vgl. Gyun-Ho, J.: »Insomnia in Postmenopausal Women: How to Approach and Treat it?«, in: *Journal of Clinical Medicine* 2024 Jan 12;13(2):428. URL: doi: 10.3390/jcm13020428 (Abruf: 27.3.2205).

2 Vgl. Schüssler, P. et al.: »Progesterone reduces wakefulness in sleep EEG and has no effect on cognition in healthy postmenopausal women«, in: PNEC *Psychoneuroendocrinology* 2008 Sep;33(8):1124–31. URL: doi: 10.1016/j.psyneuen.2008.05.013 (Abruf: 27.3.2025).

3 Vgl. Neher, J. O. et al.: »Melatonin to Treat Insomnia in Older Adults«, in: *American Family Physician* 2021 Sep 1;104(3):297–298 URL: https://pubmed.ncbi.nlm.nih.gov/34523886/ (Abruf: 27.3.2025).

Behandlungsmöglichkeiten in der Postmenopause

1 Vgl. Frauenärzte im Netz 2022: »Jede zweite gesunde Frau leidet in den Wechseljahren unter Haarausfall«, URL: https://www.frauenaerzte-im-netz.de/aktuelles/meldung/jede-zweite-gesunde-frau-leidet-in-den-wechseljahren-unter-haarausfall/ (Abruf: 11.3.2025).

2 Vgl. Bussoletti, C. et al.: »Efficacy of a cosmetic phyto-coffeine shampoo in female androgenetic alopecia«, in: *Italian Journal of Dermatology and Venereology* 2020 Aug;155(4):492–499. URL: doi: 10.23736/S0392-0488.18.05499-8 (Abruf: 28.3.2025).

Lebensstil – kleine Veränderungen, große Wirkung

1 Vgl. Statistisches Bundesamt 2021/23: »Sterbefälle und Lebenserwartung«, URL: https://www.destatis.de/DE/Themen/Gesellschaft-Umwelt/Bevoelkerung/Sterbefaelle-Lebenserwartung/_inhalt.html (Abruf: 28.3.2025).

2 Vgl. Berger, U.: »Männer sterben früher, Frauen leiden mehr«, in: *Die Psychotherapie,* 15. Juni 2022, Volume 67, 288–295.

3 Vgl. Wurm, S., Schäfer, S. K.: »Gain-but not loss-related self-perceptions of aging predict mortality over a period of 23 years: A multidimensional approach«: Correction, in: *Journal of Personality and Social Psychology* 2022 Sep;123(3):653. doi: 10.1037/pspp0000425 (Abruf: 28.3.2025).

4 idw – Informationsdienst Wissenschaft 2023: »Schalter fürs Alter: Deutlich länger leben ohne Wunderpille und Anti-Aging«, URL: https://idw-online.de/de/news790887 (Abruf: 2.4.2025).

Beschwerderegister

Sachregister